Islam Harb

# Protetyka cyfrowa

Islam Harb

# Protetyka cyfrowa

## Techniki i innowacje

Wydawnictwo Bezkresy Wiedzy

**Imprint**
Any brand names and product names mentioned in this book are subject to trademark, brand or patent protection and are trademarks or registered trademarks of their respective holders. The use of brand names, product names, common names, trade names, product descriptions etc. even without a particular marking in this work is in no way to be construed to mean that such names may be regarded as unrestricted in respect of trademark and brand protection legislation and could thus be used by anyone.

Cover image: www.ingimage.com

Publisher:
Wydawnictwo Bezkresy Wiedzy
is a trademark of
International Book Market Service Ltd., member of OmniScriptum Publishing Group
17 Meldrum Street, Beau Bassin 71504, Mauritius

Printed at: see last page
**ISBN: 978-620-0-81200-1**

# Prostodoncja cyfrowa : Techniki i innowacje

**Zredagowany przez**

**Islam E. Harb**

## Współtwórcy

**Islam E. Harb**

Asystentka dydaktyczna (M.D.S.) , Wydział Prostetyki Ruchomej, Wydział Stomatologii Uniwersytetu Mansoura, Egipt.

**Elsayed A. Abdel-Khalek**

Wykładowca (doktor) , Wydział Prostetyki Ruchomej, Wydział Stomatologii Uniwersytetu Mansoura, Egipt

**Salah A. Hegazy**

Profesor (doktorat), Katedra Prostontologii Ruchomej, Wydział Stomatologii Uniwersytet Mansoura, Egipt

# Przedmowa

Pacjenci, zwłaszcza starzy, są coraz bardziej zaangażowani społecznie i coraz bardziej zatroskani o swój wygląd. Dlatego dentyści stoją przed wyzwaniem zapewnienia najlepszego planu leczenia, który zaspokoiłby potrzeby pacjentów i przyczyniłby się do poprawy jakości ich życia. Innowacje w sztuce i nauce stomatologicznej są zawsze stopniowe i ciągłe. Ostatnie postępy w dziedzinie materiałoznawstwa wraz z technologią cyfrową wzbogaciły dziedzinę stomatologii i przyczyniły się w znacznym stopniu do zadowolenia zarówno stomatologa jak i pacjenta.

Książka ta ma na celu przedstawienie przeglądu cyfrowych technologii stomatologicznych i ich zastosowań, zwłaszcza w dziedzinie protetyki ruchomej. Podaje również informacje na temat jednego z biokompatybilnych polimerów, polieteroeteroketronu, który ma rozszerzone zastosowania we wszystkich dziedzinach stomatologii.

**Do rodziny, blisko i daleko.**

Spis treści

## Rozdział 1:

# Projektowanie wspomagane komputerowo / produkcja wspomagana komputerowo

## Wprowadzenie

Termin CAD/CAM oznacza Computer-Aided-Design/Computer-Aided-Manufacturing. (1) Termin CAD/CNC (Computerized Numerical Control - komputerowe sterowanie numeryczne) jest czasem używany. Oprogramowanie CAD definiuje geometrię obiektu, podczas gdy programowanie CAM steruje procesem produkcji. (2)

Projektowanie i produkcja wspomagane komputerowo zostały opracowane w latach 60-tych XX wieku do wykorzystania w przemyśle lotniczym i samochodowym, a dziesięć lat później po raz pierwszy zostały zastosowane w stomatologii. (3)**Dr Duret jako** pierwszy w dziedzinie dentystycznego projektowania CAD/CAM. Od 1971 r. zaczął wykonywać korony o funkcjonalnym kształcie powierzchni zgryzu za pomocą sterowanej numerycznie frezarki. W latach 80-tych XX wieku nastąpił jednak znaczący rozwój stomatologicznych systemów CAD/CAM, w których wykorzystywano technologię CAD-CAM do wykonywania klinicznych uzupełnień protetycznych, takich jak licówki tytanowe, uzupełnienia kompozytowe fornirowane i wszystkie podbudowy ceramiczne. (4)

Kilka lat później technologię CAD/CAM wykorzystano do wykonania uzupełnień typu onlay, inlay, koron, stałych protez częściowych (FPD), łączników/łączników implantów, protez szczękowych i protez ruchomych(5) bez konieczności woskowania, inwestowania i odlewania protez poprawiających ogólną dokładność. (6,7)

Technologia CAD/CAM pozwala na zastosowanie nowych, bezpiecznych i estetycznie trwałych materiałów, które okazały się skuteczne w obróbce laboratoryjnej. Pozwala również na szybkie wykonanie odbudowy oraz kontrolę jakości uzupełnień, takich jak dopasowanie, wytrzymałość i spójność. (8)

Każdy system CAD/CAM składa się z trzech elementów; 1) jednostki akwizycji danych. 2) Oprogramowanie do projektowania 3) Skomputeryzowana maszyna produkcyjna. 9) Akwizycja danych może być wykonywana przez bezdotykowe lub kontaktowe urządzenia skanujące. Najczęściej stosowanymi technikami są digitalizatory laserowe (skanery pozaustrojowe lub wewnątrzustne), tomografia komputerowa (TK), obrazowanie rezonansem magnetycznym (MRI) i tomografia komputerowa z zastosowaniem wiązki stożkowej (CBCT). (10–12)

Dostępne są specjalne programy do projektowania różnych typów uzupełnień poprzez edycję i manipulację danymi chmury punktów uzyskanymi przez jednostkę akwizycji danych. Obecnie używanych jest ponad 100 formatów plików danych 3D, ale trzy najczęściej używane w stomatologii to . stl, oraz w mniejszym stopniu .obj i . amf. (13)

Format STL (standardowy język teselacji) jest obsługiwany przez prawie wszystkie produkty oprogramowania. Format ten opisuje geometrię powierzchni za pomocą wierzchołków trójkątów, ale bez reprezentacji tekstury, koloru lub innych cech powierzchni. (13) Po konwersji danych z chmury punktów do formatu STL, kolejnym krokiem jest cyfrowe projektowanie części stomatologicznej. (11)

Proces produkcyjny polega na wygenerowaniu uzupełnienia z wirtualnego modelu CAD, które przed dostarczeniem do pacjenta poddawane jest dalszej obróbce, wykańczaniu i polerowaniu. (12) Uzupełnienia te mogą być wykonywane w drodze produkcji odejmowalnej lub addytywnej. (5,12)

## 1. Cyfrowe techniki produkcji

### 1.1 Produkcja pomocnicza

Ta metoda produkcji obejmuje erozję iskrową i frezowanie. W procesie erozji iskrowej wykorzystuje się iskry ciągłe do erozji materiału z bloku metalowego kontrolowanego przez oprogramowanie CAD, natomiast techniki frezowania to szlifowanie diamentem, frezowanie węglikiem spiekanym, a ostatnio także frezowanie laserowe. (5,14)

Proces frezowania jest obróbką CNC (rys. 1.), która polega na mechanicznym cięciu materiału w celu uzyskania żądanej geometrii kontrolowanej przez program komputerowy za pomocą obrabiarek o napędzie mechanicznym, takich jak piły, tokarki i prasy wiertarskie. (15) Oprogramowanie CAM dodatkowo zawiera stopnie kompensacji średnicy narzędzia skrawającego, które gwarantują, że wiertło frezujące osiągnie zamierzoną powierzchnię bez utraty niezbędnej części uzupełnienia. (16)

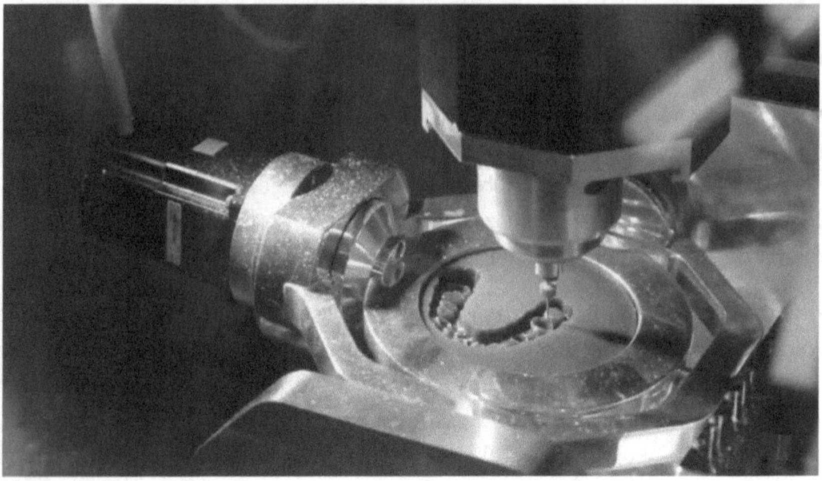

Rysunek 1. Frezowanie uzupełnień protetycznych przy użyciu technologii CNC.

Maszyny CNC składają się z wieloosiowych urządzeń frezujących, które ułatwiają trójwymiarowe frezowanie uzupełnień protetycznych. 3-osiowe systemy frezowania są najczęściej stosowane w stomatologii. W takich systemach frezy poruszają się tylko w trzech osiach (*x*-, *y*- i *z*-osi) według obliczonych wartości ścieżki, co minimalizuje czas obliczeń i skumulowany czas frezowania. (14)

Dla zastosowań stomatologicznych, 180° rotacja wykrojów jest wbudowana w maszynę, pozwalając na trójwymiarowe frezowanie powierzchni wewnętrznych i zewnętrznych, tworząc zbieżność i rozbieżność frezowanych powierzchni oraz zapewniając lepsze właściwości powierzchni. (14,16)

Co więcej, prędkość frezowania można zwiększyć poprzez jednoczesne użycie dwóch frezów. Te 3-osiowe maszyny nie są przydatne do wykonywania dużych uzupełnień, ponieważ ruch jest ograniczony tylko do narzędzia frezującego. Wręcz przeciwnie, maszyny 4-osiowe są przydatne do frezowania dużych wykrojów i produkcji protez o dużej rozpiętości. (17)

Obrabiarki 5-osiowe pozwalają na dodatkowy obrót frezu lub wykroju tworząc gładkie powierzchnie poprzez ruch styczny frezu. (17) Dlatego też nadają się one do wytwarzania skomplikowanych kształtów, takich jak akrylowe podstawy protez zębowych. (18) **Beuer i in.** stwierdzili jednak, że "w przypadku zastosowań stomatologicznych jakość uzupełnienia nie zależy od liczby osi, lecz od metody obróbki przedmiotów obrabianych i od ścieżki frezowania CAD". (14)

Proces frezowania może odbywać się w formie obróbki twardej lub miękkiej. Obróbka twarda jest stosowana do cyrkonu gęsto spiekanego, metalu i żywicy kompozytowej, podczas gdy obróbka miękka jest stosowana specjalnie do cyrkonu wstępnie spiekanego. Obróbka twarda polega na frezowaniu detalu do jego dokładnych wymiarów za pomocą wytrzymałego systemu CNC. Frezowane wykroje mają zazwyczaj wysoką twardość powierzchni, co wymaga użycia mocnych maszyn, aby umożliwić zastosowanie dużej siły skrawania dla efektywnego usuwania materiału. Ceramika, metale, woski i żywice to różne materiały, które mogą być obrabiane w procesie produkcji odejmowalnej. (17)

Ciągłe chłodzenie jest zazwyczaj konieczne, aby zapobiec przegrzaniu frezowanego materiału (Rys. 2), szczególnie jeśli frezowany materiał ma niską przewodność cieplną, jak tytan lub cyrkon. (19)Frezowanie może zmniejszyć wady produkcyjne protez dentystycznych, polegając w większym stopniu na przemysłowych wykrojach niż na komercyjnych laboratoriach (20), tak aby zmniejszyć braki produkcyjne, takie jak porowatość i niejednorodną konsystencję. (17)

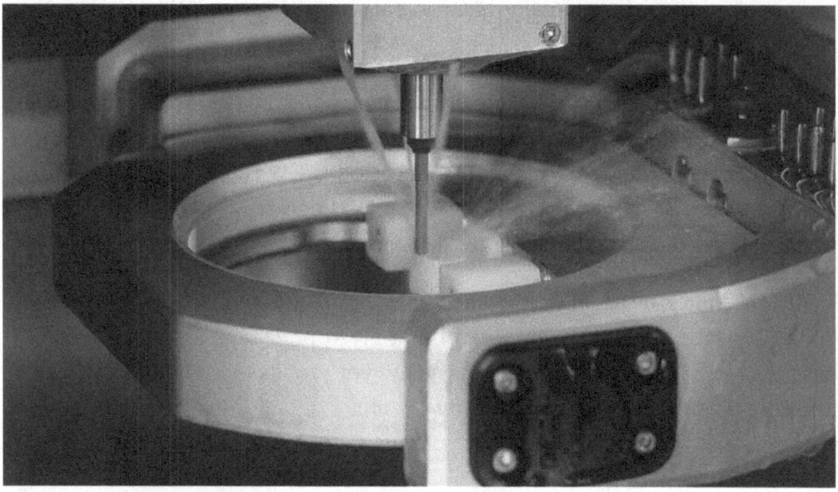

Rys. 2) Ciągłe chłodzenie jest potrzebne do frezowania materiałów o niskiej przewodności cieplnej.

Tymczasem produkcja odejmowalna ma pewne wady, w tym: 1) mniej ekonomiczne, ponieważ znaczne ilości odpadów muszą być wyrzucane. 2) Recykling nadmiaru materiału nie jest możliwy. 3) Duże ścieranie i zużycie narzędzi frezarskich. 4) Mikroskopijne pęknięcia mogą być wprowadzone do frezowanych powierzchni. (21)

## 1.2 Produkcja uzupełniająca (AM):

Można ją również określić jako Rapid Prototyping ( RP), solidną produkcję wolną od form lub produkcję warstwową. (5,12) Głównie proces ten polega na pobraniu danych z pliku STL projektowanej rekonstrukcji i utworzeniu serii plasterków przekroju poprzecznego, następnie obiekt 3D jest drukowany warstwa po warstwie aż do całkowitego uformowania(22).

Metoda ta ma kilka zalet: różne materiały mogą być używane w różnych miejscach obiektu, złożone obiekty mogą być produkowane w szybki i wygodny sposób, złożone wewnętrzne szczegóły geometryczne, puste przestrzenie, podcięcia i anatomiczne punkty orientacyjne, takie jak zatoki twarzowe i kanały nerwowo-naczyniowe mogą być łatwo produkowane w ramach modeli medycznych, które poprawiają diagnozę medyczną i zapewniają precyzyjny plan leczenia chirurgicznego. (21)

Produkcja odejmowalna może usunąć nawet 96% materiału wyjściowego, a to marnotrawstwo jest praktycznie nie do przetworzenia. Dla porównania, maszyny do produkcji dodatków uszlachetniających zazwyczaj zużywają głównie to, co jest potrzebne do budowy i mają 40% mniej odpadów. Ponadto, około 95% do 98% odpadów może zostać poddanych recyklingowi w przyszłych cyklach produkcyjnych, co obniża ogólny koszt surowca. (23)

Produkcja dodatków nadal ma pewne ograniczenia, w tym: nieciągłość materiału, z powodu słabego przełożenia skomplikowanych projektów CAD na instrukcje maszynowe,(24) efekt schodkowy na gotowym produkcie, porowate struktury, potrzeba obszernej obróbki końcowej oraz ograniczona dokładność lub powtarzalność wymagana dla niektórych zastosowań stomatologicznych. (25)

**2.2.1 <u>Popularne zastosowania kliniczne szybkiego prototypowania</u>** obejmują produkcję protez i zasuwnic usznych i nosowych, powielanie istniejących protez szczękowych/żuchwowych, produkcję stentów chirurgicznych dla pacjentów z dużymi guzami oraz produkcję osłon ołowianych w celu ochrony zdrowych tkanek podczas leczenia radioterapią. (26) Produkcja implantów i protez dostosowanych do potrzeb pacjenta; organy biosyntetyczne; rusztowania inżynieryjne do regeneracji tkanek oraz modelowanie anatomiczne do symulacji okołooperacyjnych to inne powszechne zastosowania. (27)

### 2.2.2 <u>Rodzaje technologii szybkiego prototypowania:</u>

#### a) <u>Stereolitografia (SLA):</u>

Technika ta składa się z fotoczułej kadzi z żywicy monomerycznej, platformy do budowy oraz lasera ultrafioletowego (UV) do utwardzania żywicy, budującego obiekt w kolejnych warstwach o grubości od 10 mm do 100 mm w zależności od pożądanej dokładności (rys. 3). (28)Wykonywanie chirurgicznego stentu prowadzącego podczas wprowadzania implantów stomatologicznych jest obecnie głównym zastosowaniem SLA w stomatologii i zostało udowodnione, że daje wysoką precyzję. (29)

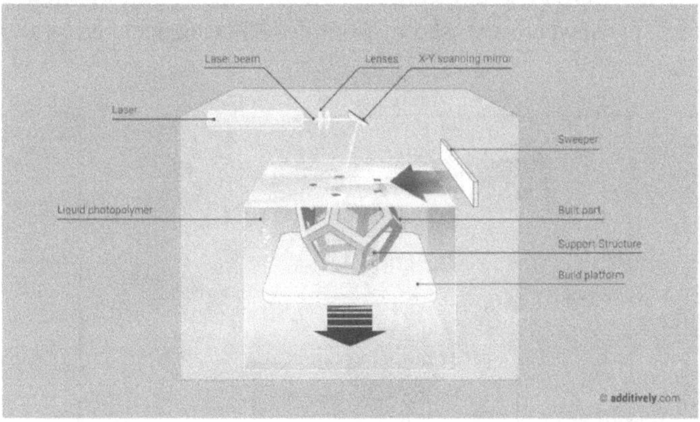


**Rysunek 3**. Stereolitografia :Laser UV utwardza ciekły fotopolimer w kadzi. Część ta jest budowana poprzez opuszczenie platformy montażowej do kadzi.

Technikę tę stosuje się również do produkcji różnego rodzaju przedmiotów, w tym odlewów stomatologicznych, wzorów wosków żywicznych, protez żywicznych RPD, uzupełnień tymczasowych, ruchomych podstaw protetycznych, zębów protez i prowadnic chirurgicznych. (30–32)

SLA był wykorzystywany pośrednio do produkcji makiet przymiarek/plastikowych powłok przed wykonaniem ostatecznych protez w celu weryfikacji okluzji, estetyki i fonetyki. (28) W 2003 r. **Witkowski i Lange**(33) opisali wykonanie szkieletu żywicznego przy użyciu systemu stereolitografii, a następnie wrzucenie go do metalu. Podobnie, **Wu i wsp.**(34) oraz **Kattadiyil i wsp.**(35) produkowali szkielety RPD poprzez odlewanie SLA, które tworzyły wzory w stopie Co-Cr i wykazywały doskonałe dopasowanie.

SLA okazał się niezawodną metodą rekonstrukcji umiarkowanych i złożonych wad czaszkowych i szczękowych. (36) **Gursel i wsp. stworzyli dla** jedenastu pacjentów stosujących SLA implanty i protezy z poli(metakrylanu metylu) (PMMA) dostosowane do potrzeb pacjenta, służące do rekonstrukcji różnej wielkości ubytków czaszkowych i szczękowo-twarzowych u jedenastu pacjentów. Dokładnie dopasowują się one do ubytków bez miejscowych uszkodzeń tkanek lub powikłań pooperacyjnych. (37)

**b) Cyfrowa projekcja światła (DLP):**

DLP wykorzystuje laser UV i światło widzialne do polimeryzacji żywic wrażliwych na światło, wosku i materiałów kompozytowych do produkcji modeli stomatologicznych, wzorów woskowych, protez RPD i uzupełnień tymczasowych (rys. 4). (30)

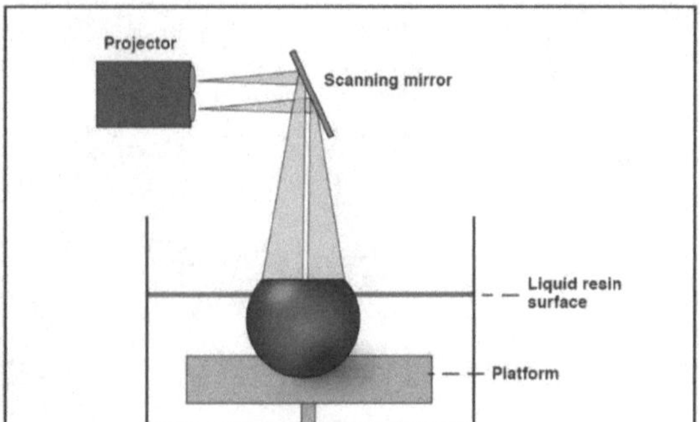


Rys. 4) Schematyczne przedstawienie procesu polimeryzacji DLP w kadzi, w konfiguracji bottom-up.

Ramy żywiczne zbudowane w oparciu o te technologie wymagają struktur wsparcia, które są usuwane po utwardzeniu. Utwardzanie polega na umieszczeniu wyprodukowanych szkieletów w roztworze rozpuszczalnika w celu usunięcia wszelkich mokrych resztek żywicy, a następnie końcowym utwardzeniu w piecu UV, który w pełni utwardza te szkielety zachowując ich integralność strukturalną. (38)

W 2015 roku **Bilgin i wsp.** opisali połączenie procedur konwencjonalnych i cyfrowych do produkcji płyt CD, gdzie DLP został wykorzystany do produkcji zębów protezy w jednym kawałku z mikrohybrydową żywicą nano-wypełnioną. (39)

### c) <u>Druk polijetowy (PP):</u>

Ciekła żywica jest selektywnie wyrzucana z setek dysz i polimeryzowana światłem UV. Żywica jest nanoszona tylko tam, gdzie jest to pożądane, a materiał nośny jest wspólnie dozowany (rys. 5). W tym samym obiekcie można stosować kombinację koloru i właściwości materiału. (40,41)

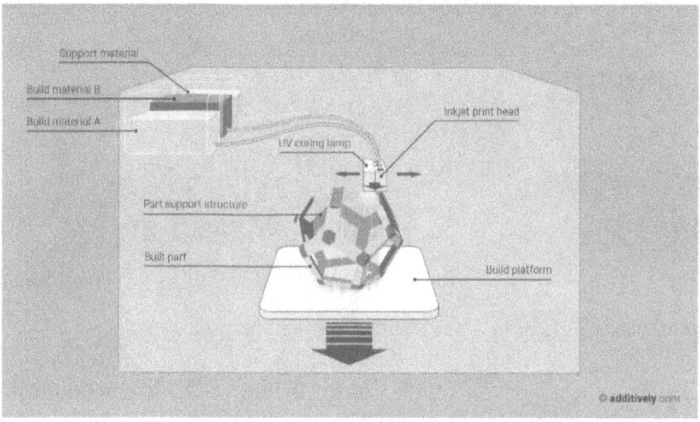


Rys. 5) Drukarka fotopolimeru PolyJet (PPP).

W badaniu przekrojowym przeprowadzonym przez **Inokoshi i in.** (2012) opracowano projekt wypróbowanej protezy przy użyciu oprogramowania CAD, wyprodukowanej na drukarce polietylenowej 3D i porównanej z konwencjonalną na dziesięciu pacjentach. Obie techniki były jednakowe pod względem oceny pacjentów pod względem estetyki, stabilności, komfortu i ogólnego zadowolenia, natomiast pod względem oceny stomatologa były one znacznie wyższe w przypadku AM niż w przypadku metody konwencjonalnej pod względem stabilności wypróbowania, czynnika czasu i ogólnego zadowolenia (42).

### d) <u>System oparty na technologii Inkjet lub Binder Jet Printing albo drukowanie 3D:</u>

W tej technice pewna ilość surowca w proszku (polimerów lub kompozytów albo ceramiki) jest dozowana z pojemnika za pomocą ruchomego tłoka, który następnie jest rozprowadzany i ściskany na platformie za pomocą ruchomego wałka. Ciekły klej (woda, kwas fosforowy, kwas cytrynowy, itp.) jest następnie wyrzucany z termicznych lub piezoelektrycznych głowic drukujących w dwuwymiarowym wzorze na proszek wiążący cząstki proszku i tworzący warstwę przedmiotu. Powtarzane jest to dla następnej warstwy proszku i kontynuowane w celu uzyskania pełnej budowy prototypu. (27,29)

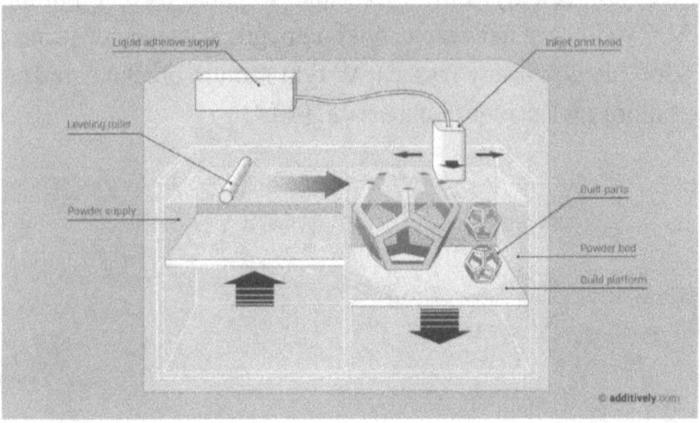


Rys. 6) Schematyczna ilustracja wyrzucania lepiszcza.

**Curodeau i inni** wykorzystali technologię druku 3D do produkcji form ceramicznych z osadzonymi makrotoksycznymi powierzchniami, które następnie wlewano do stopionego metalu w celu wytworzenia implantów ortopedycznych z wysokoodpornego stopu chromu i kobaltu· (43)

**Mostafaei i inni** wydrukowali szkielety RPD przy użyciu procesu lutowania wiązką i zgłosili dopuszczalne dopasowanie na odlewie. Dodał, że metoda ta może być stosowana do wytwarzania mechanicznie solidnych konstrukcji o skomplikowanym kształcie. (44)

e) **<u>Selektywne spiekanie laserowe / topienie / bezpośrednie spiekanie laserowe metali (SLS/SLM/DMLS):</u>**

W technikach SLS i DMLS warstwy są budowane kolejno poprzez stapianie cząstek proszku za pomocą wiązki laserowej CO2, która podąża ścieżką na złożu proszkowym w oparciu o pożądany projekt CAD. Natomiast SLM opiera się na topieniu proszku, a nie na jego spiekaniu (Rys. 7). (45) Ceramika, polimery i metale są różnymi materiałami stosowanymi w SLS, podczas gdy DMLS jest stosowany do spiekania cząstek metalu. (46) Zarówno SLM, jak i SLS są powszechnie stosowane do wytwarzania szkieletów RPD, odtwarzających delikatną i złożoną strukturę szkieletu zgodnie z projektem. (34,47) **Gao i inni** zgłosili stosowanie laserowej techniki szybkiego formowania do wytwarzania tytanowych płyt CD w szybszy i tańszy sposób niż metoda konwencjonalna. (48)

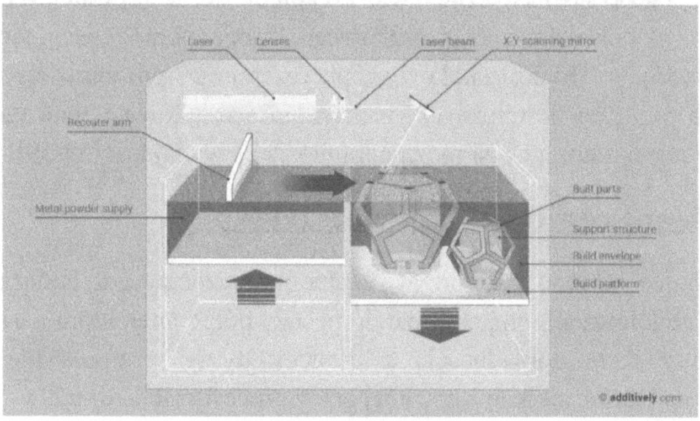


Rys. 7) Schematyczna ilustracja selektywnego topienia laserowego, SLM, bezpośredniego spiekania laserowego metali, DMLS.

W procesie SLS można produkować implanty o złożonej geometrii i porowatej powierzchni, które zwiększają osseointegrację i współczynnik powodzenia implantu. (49,50) **Firma Jardini i wsp.** używała SLS do produkcji dostosowanych do potrzeb klienta tytanowych implantów do rekonstrukcji dużych ubytków czaszkowych z wysoką dokładnością i lepszym czasem operacji. (51,52) Stwierdzono, że tytanowe implanty stomatologiczne produkowane za pomocą SLM mają wysoką dokładność wymiarową, gęstość i właściwości wytrzymałościowe. (53)

Technika SLS ma istotne zalety stomatologiczne (21,54)w tym ; 1) w metodzie tej można stosować różne materiały takie jak nylon i kompozyty termoplastyczne, wosk odlewniczy, materiały ceramiczne i metaliczne. 2) nie występują wióry tnące, 3) możliwe jest tworzenie zapięć, łączników i podcięć, 4) wiele protez może być wykonywanych jednocześnie, 5) automatyczny charakter procesu oraz 6) niski koszt.

Ustawienie każdego parametru w procesie drukowania SLM ma istotny wpływ na dokładność. W szczególności kąt ustawienia przedmiotu i konstrukcja podparcia decydują o tym, czy proszek metalowy może skutecznie pokonać grawitację podczas procesu drukowania bez zawalania się(55). Na dokładność SLM wpływają również czynniki takie jak: średnica plamki laserowej, gęstość energii, prędkość skanowania, strategia skanowania i grubość warstwy(56,57). Mniejszy rozmiar plamki, który jest odpowiedni do stopienia proszku metalu, może zapewnić większą dokładność niż większy. Dodatkowo, zastosowanie planowania ścieżki stochastycznej i większej prędkości skanowania, w połączeniu z mniejszą głębokością łoża proszkowego, może pomóc osiągnąć większą dokładność(55). Efekt skokowy, przyczepność proszku, żużelowanie, akumulacja naprężeń termicznych, naprężenia szczątkowe i inne nieodłączne ograniczenia technologii SLM mogą ograniczyć jej wydajność(57-59).

**f) <u>Modelowanie osadzania stopionego (FDM):</u>**

W tej technice włókno z tworzywa termoplastycznego jest podgrzewane w komorze o regulowanej temperaturze do postaci półpłynnej, która następnie jest wytłaczana z dużą dokładnością z głowicy dyszy w niezwykle cienkich warstwach na platformie kontrolowanej przez procesor (Rys. 8). (21)

Materiał twardnieje w ciągu 0,1s od wytłoczenia z głowicy i wiąże się z poprzednią warstwą. Zwisające geometrie są chronione przez konstrukcje nośne i są usuwane później przez cięcie. (29) W medycynie FDM jest stosowany do wytwarzania specyficznych dla pacjenta implantów, protez, modeli anatomicznych i prowadnic chirurgicznych. (27) **Chen i inni** przedstawili technikę wytwarzania niestandardowych tacek przy użyciu skanowania 3D i FDM. Zgłosił wysoką dokładność i odtwarzalność tej techniki przy zachowaniu spójności dopasowania i odstępów w porównaniu z konwencjonalną metodą wytwarzania. (60)

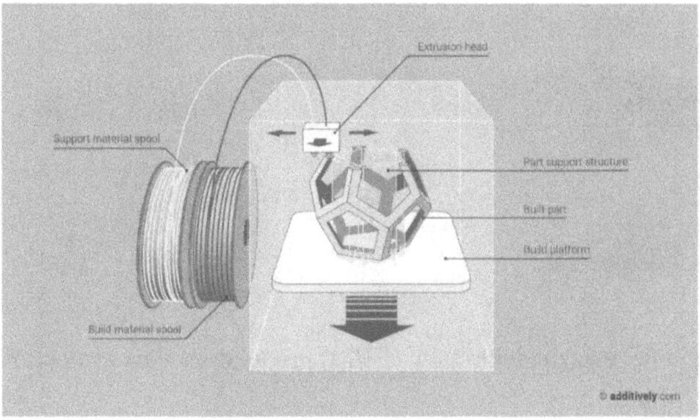


Rys. 8) Schematyczna ilustracja drukarki FDM 3D.

## g) <u>Topienie wiązki elektronów (EBM):</u>

W technice tej wykorzystuje się wiązkę elektronów do stopienia proszku metalowego (stal nierdzewna, tytan i miedź) w komorze próżniowej, sterowanej komputerowo, układając kolejne warstwy stopionego metalu w celu uzyskania elementów o kształcie siatki lub wysoce porowatego metalu (Rys. 9). (61) Może to być użyte do wytwarzania implantów o porowatej strukturze (Rys.10) umożliwiających wrastanie kości, zapewniających lepsze utrwalenie i zapobiegających naprężeniom. (22)

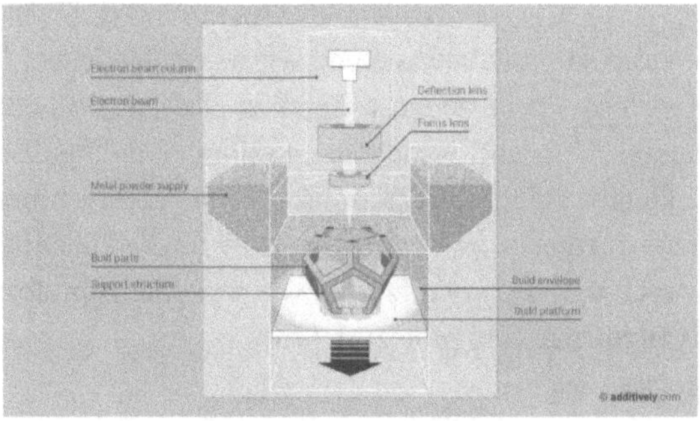


**Rys. 9)** Topienie wiązką elektronów (EBM)

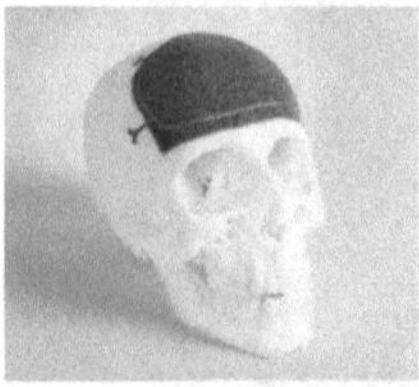

**Rys. 10)** Topienie wiązką elektronów (EBM) produkowane na zamówienie implanty o porowatej strukturze.

## 3. Zastosowania technologii CAD/CAM w protetyce ruchomej :

### 3.1 Protezy całkowite CAD-CAM (płyty CD) (rys. 11&12):

**W 1994 rokufirma Maeda et al po raz** pierwszy wypróbowała płyty CD CAD CAM z SLA do wykonania plastikowych łusek zębów i zapisu podstaw protez z żywicy światłoczułej. (62) Od tego czasu wykorzystanie technologii CAD-CAM w procedurach CD zostało rozszerzone na produkcję duplikatów protez zębowych· (63) protez próbnych(42) , specjalnych tacek, (60) trójwymiarowych drukowanych kolb (64) i modeli anatomicznych. (27)

Ponieważ cyfrowe płyty CD są frezowane z prepolimeryzowanych bloków żywicy akrylowej, które są produkowane pod wysokim ciśnieniem i w wysokiej temperaturze, porowatość i przyczepność Candida albicans do podłoża protezy znacznie się zmniejsza. Ponadto nie dochodzi do skurczu polimeryzacyjnego, co skutkuje bardzo dokładnym dopasowaniem protez i poprawą ich przyczepności. (66) Wszystkie dane i zdjęcia związane z cyfrowym wykonaniem protez są zapisywane cyfrowo i mogą być wykorzystane do wykonania protezy zapasowej w przypadku utraty przez pacjenta protez(y). (23)

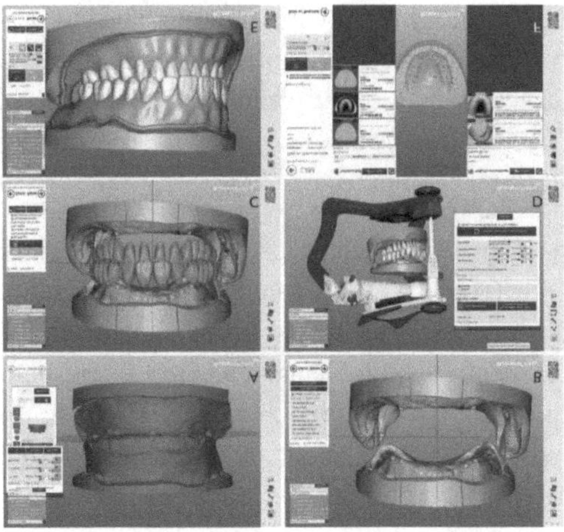

Rys.11) Cyfrowy przepływ pracy przy projektowaniu protez całkowitych. A, Ustawienie płaszczyzny okluzyjnej. B, Analiza odlewu. C, Propozycja ułożenia zębów. D, Ustawienie artykulatorów. E, Propozycja projektowania dziąseł. F, Dane do frezowania protezy całkowitej szczęki wraz z gniazdami zębowymi(65).

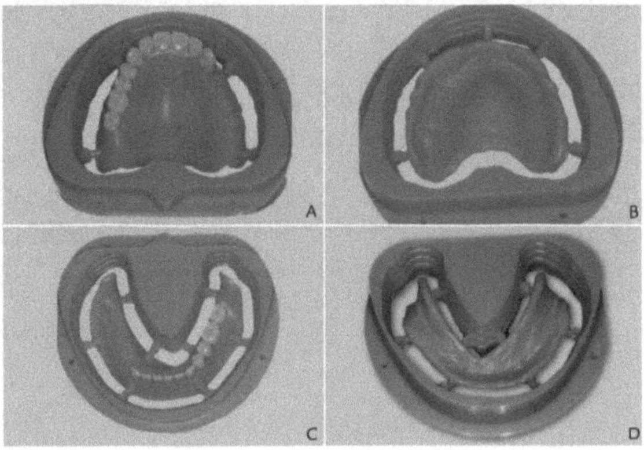


Rys. 12) Frezowane protezy woskowe. A, Górna powierzchnia szczęki z włożonymi zębami. B, wklęsłodruk szczękowy. C, Górna powierzchnia żuchwy z włożonymi zębami. D, wklęsłodruk żuchwowy. (65)

### 3.2 Proteza szczękowa CAD-CAM

Aby ułatwić rekonstrukcję twarzy szczękowej i poprawić poziom dokładności,

CAD CAM umożliwia przedoperacyjną wirtualną manipulację zestawami danych TK i może wygenerować precyzyjny wirtualny model 3D czaszki, na którym można wirtualnie wykonać redukcję i osteotomie. Może być również włączona do systemu chirurgicznego w celu prowadzenia przebiegu operacji szczękowo-twarzowej i może być wydrukowana na modelu fizycznym w celu oceny dopasowania wytworzonej części przed operacją. (32,36)

Technologie RP są z powodzeniem stosowane w leczeniu różnych wad szczękowo-twarzowych (ryc. 13 a&b), nabytych lub wrodzonych deformacji, asymetrii i odchyleń twarzy (67-69), redukcji funkcjonalnych tkanek kostnych, korekcji zniekształceń dento-maxillofacialnych. (36) Wielu autorów zgłaszało stosowanie szybkiego prototypowania do produkcji protez twarzy, w tym sztucznych oczu, nosa lub ucha, poprzez tworzenie lustrzanego obrazu nienaruszonej strony lub kierowanie się zapisami przedoperacyjnymi lub oprogramowaniem w przypadku braku zapisów. (70–74)

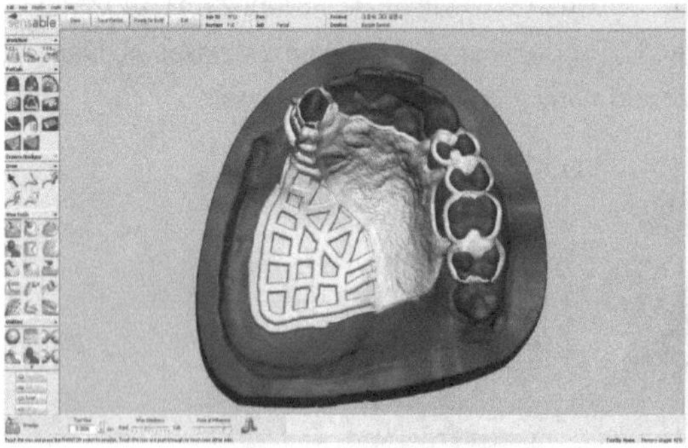

**Rys.13a Wirtualne projektowanie szkieletu obturatora**

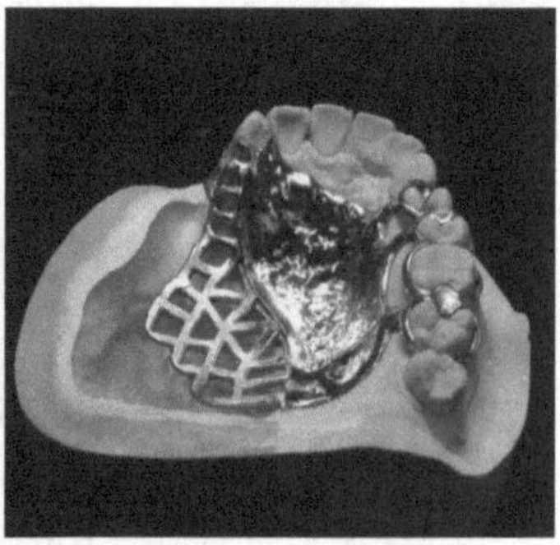

**Rys. 13b szkielet po odlewaniu**

## 3.3 Protezy częściowe demontowalne CAD-CAM:

### 3.3.1 Przegląd:

Tradycyjnie, procedury produkcyjne nie gwarantują powtarzalności wielu parametrów. Możemy wyróżnić dwie główne grupy protez, które są wykonane z różnych materiałów i różnymi metodami. Pierwsza grupa składa się z funkcjonalnie niestabilnych protez, których podstawowym materiałem konstrukcyjnym jest akryl. Elementy mocujące w tego typu protezach są zazwyczaj wykonane z drucianych zatrzasków, które stykają się z sąsiednimi zębami lub wystające elementy akrylowe otaczają naturalne zęby (75). Podstawowym zjawiskiem zapewniającym utrzymanie tych protez jest ich przyleganie do błony śluzowej podstawy. Ze względu na fakt, że objętość tkanki miękkiej zmienia się i deformuje, bardzo trudno jest zapewnić dobrą dokładność podczas wykonywania tych protez. Tego typu rozwiązania, ze względu na ograniczoną wytrzymałość fizyczną materiału akrylowego i stosunkowo dużą powierzchnię, która powinna być przeznaczona na konstrukcje nośne w bardzo trudnych warunkach charakteryzujących się ograniczonymi warunkami okluzyjnymi i nieskutecznymi elementami retencyjnymi, powinny być stosowane tylko ze względów ekonomicznych(76).

Druga grupa protez częściowych składa się z tzw. "protez szkieletowych", które zawierają w swojej strukturze ramę nośną wykonaną zazwyczaj ze stopu chromowo-kobaltowego. Zaletą tego rozwiązania jest fakt, że wszystkie mocowania są wykonane z materiału, który zapewnia stałą relację mocowań do siebie i do tkanek zęba, aby zapewnić stały montaż i tym samym wygodniejsze funkcjonowanie. Podstawowy problem z tymi konstrukcjami polega na tym, że ich produkcja opiera się na tradycyjnej metodzie ich wytwarzania. Protezy te wykonywane są bezpośrednio na modelu gipsowym, poprzez układanie odpowiednich warstw na prefabrykowanym kształcie wosku i odlewanie utraconego wosku za pomocą stopu chromu i kobaltu. Procedura ta ma wiele ograniczeń, które powodują widoczne odkształcenia od proponowanego wstępnego kształtu protezy końcowej(77).

Rozwiązania te na przestrzeni lat przeszły wiele wariantów, w szczególności wynaleziono nowe odmiany materiału, z którego są wykonane. Należy zauważyć, że generalnie wszystkie te rozwiązania są do siebie bardzo podobne. Usprawnienie metody wytwarzania protez częściowych jest więc ważną kwestią, która pozwala na stosowanie takich protez u pacjentów zdyskwalifikowanych do korzystania z uzupełnień stałych.

### 3.3.2. 3.3.2. Zalety cyfrowej produkcji RPD:

Dzięki zastosowaniu technologii CAD/CAM (computer aided design/computer aided manufacturing) możliwe jest projektowanie i produkcja protez częściowych. Oprogramowanie CAD pozwala na ciągłą kontrolę odcinków poszczególnych elementów protezy, a tym samym kontrolę realizacji planowanych parametrów mechanicznych, przy jednoczesnym projektowaniu minimalnie widocznych elementów mocujących. Następnie za pomocą CAM możliwe jest precyzyjne wykonanie całej protezy z dokładnością do 0,1 mm(78).

Zabieg może wyeliminować materiały wyciskowe, które pozwoliłyby na wykonanie protez częściowych dla osób z odruchem gagowym. Możliwe jest wykonanie całej protezy w postaci monolitu. Zwiększa to znacznie wytrzymałość i trwałość protezy. Zastosowanie technologii CAD/CAM pozwala również na uniknięcie zmian objętości i kształtu protezy, które są bardzo częste w konwencjonalnych procedurach produkcyjnych. Wyprodukowana proteza ściśle przylega do tkanki poprawiając jej stabilność, retencję i równomierne przenoszenie obciążeń na tkankę, powodując mniejszą ingerencję w błonę śluzową jamy ustnej(77).

Pomiary elektroniczne wykonywane w przestrzeni wirtualnej, na podstawie danych ze skanowania, mogą określić drogę wprowadzania i usuwania oraz kontrolować ilość podcięć poprzez obliczenia w sposób prostszy i dokładniejszy niż w przypadku pomiarów konwencjonalnych z natychmiastową eliminacją niepożądanych podcięć. W ten sposób podcięcie z pożądanym przyrządem pomiarowym może być utworzone ilościowo w miejscu, w którym będzie znajdował się koniec ramienia oporowego. Dodatkowo, dane projektowe mogą zostać zachowane do późniejszego wykorzystania w przypadku konieczności przeróbki lub modyfikacji protezy. Ponadto całkowity czas produkcji protez jest znacznie skrócony poprzez wyeliminowanie niektórych procesów, w tym powielania odlewów i produkcji odlewów inwestycyjnych. W krótkim czasie można jednocześnie wyprodukować kilka wzorów protez(79).

### 3.3.3. Etapy produkcji cyfrowej RPD:

#### a) Cyfrowa akwizycja danych dla RPD:

Podczas wykonywania wycisków cyfrowych za pomocą skanera wewnątrzustnego, struktura powierzchni tkanek jamy ustnej jest digitalizowana bezpośrednio poprzez pomiary optyczne, co eliminuje konieczność wykonywania konwencjonalnych zabiegów wyciskowych, a tym samym pozwala uniknąć różnych potencjalnych źródeł błędów (takich jak niewłaściwy dobór kuwety, zdeformowane wyciski elastyczne, niewłaściwy stosunek proszku do wody oraz niewłaściwe przechowywanie wycisków lub odlewów kamiennych), które pojawiają się w procesie wykonywania konwencjonalnych wycisków i odlewów kamiennych. (80,81)

Z drugiej strony, odbicia wywołane przez ślinę podczas skanowania (82), nakładanie proszku na obiekt (83) i ruch błony śluzowej jamy ustnej (84) mogą spowodować zmniejszenie dokładności w pobieraniu wycisku cyfrowego za pomocą skanera wewnątrzustnego. Na dokładność tej metody digitalizacji wpływa również szereg czynników, w tym biegłość operatora, wydajność sprzętu cyfrowego, środowisko skanowania i procedury skanowania. Ponadto, pozycja aparatu podczas skanowania i liczba skanowanych obrazów w sposób oczywisty wpływa na dokładność. (84)

Literatura jest mieszana, jeśli chodzi o dokładność pełnych i bezsensownych skanów cyfrowych. Dokładność wycisków cyfrowych oceniana jest pod względem prawdziwości i precyzji. Prawdziwość jest definiowana jako błąd systematyczny lub odchylenie pomiaru pomiędzy obiektem odniesienia a obiektem docelowym, podczas gdy precyzja jest definiowana jako błąd losowy (odtwarzalność) pomiędzy obiektami, gdy proces jest powtarzany. (85) W przypadku modeli pełnoskrzydłowych odnotowano, że prawdziwość i precyzja odcisków cyfrowych uzyskanych za pomocą skanera wewnątrzustnego wynosiła odpowiednio 40-59 mm i 31-60 mm. (86,87) Ostatnie badania wykazały, że mediana poprawności dla obszarów bezzębnych wynosiła 54-180 mm, a precyzja 109-215 mm. (84)

Inne doniesienia sugerują, że wyciski cyfrowe uzyskane za pomocą skanera wewnątrzustnego w dziedzinie stomatologii miałyby dokładność identyczną jak w przypadku konwencjonalnej metody wyciskania. (87-91) W niedawnym badaniu klinicznym wykorzystującym kwestionariusz tak/nie, w pełni cyfrowa metoda wytwarzania szkieletu RPD za pomocą skanera wewnątrzustnego była znacznie lepsza klinicznie niż zarówno metoda konwencjonalna, jak i konwencjonalno-cyfrowa (92).

**Hayama i wsp.** (84) badali dokładność wycisków cyfrowych uzyskanych za pomocą skanera wewnątrzustnego o różnej wielkości głowicy w częściowo bezzębnej żuchwie i stwierdzili, że wyciski cyfrowe mają większą dokładność (54-108 mm), ale mniejszą precyzję (100-121 mm) w porównaniu z wyciskami konwencjonalnymi (dokładność 122-157 mm, precyzja 52-119 mm) i że zastosowanie większych głowic skanujących może poprawić dokładność.

**Kattadiyil i inni** stosowali technologię skanowania wewnątrzustnego do zapisu morfologii twardych i miękkich tkanek w celu wytworzenia odlewanego RPD. Wirtualnie zaprojektowany szkielet został wydrukowany w 3D na wzór żywicy, który został zainwestowany i odlany ze stopu Co Cr. Rama odlewana i protezy ostateczne zostały ocenione jako klinicznie dokładne pod względem dopasowania, stabilności i retencji. (35)Podobne badania zostały przeprowadzone przez **firmę Mansour et al**, która wykonała główny model stereolitograficzny z żywicy uzyskany za pomocą cyfrowego systemu impresji. Model ten został wykorzystany do wykonania RPD wspomaganego zębami w sposób konwencjonalny. Powstałe protezy bardzo dobrze dopasowały się do modelu żywicy, jak również do jamy ustnej pacjenta. (93)

Ogólnie rzecz biorąc, w literaturze przedmiotu sugeruje się, że skany cyfrowe mają taką samą dokładność jak konwencjonalne wyciski, gdy są stosowane do tkanek twardych. (86,87,90,94)W przypadku protez ruchomych, ze względu na charakter trybu skanera wewnątrzustnego, który zszywa wąskie obszary, trudno jest zeskanować dystalnie rozległy płaski i szeroki obszar bezzębny, a wycisk funkcjonalny nie jest możliwy, ponieważ technika ta jest oparta na obrazie. (79)

Dlatego obecnie proteza częściowa jest projektowana w przestrzeni wirtualnej w oparciu o dane uzyskane podczas skanowania odlewu ostatecznego wykonanego z konwencjonalnym wyciskiem funkcjonalnym (Rys.14). (95)

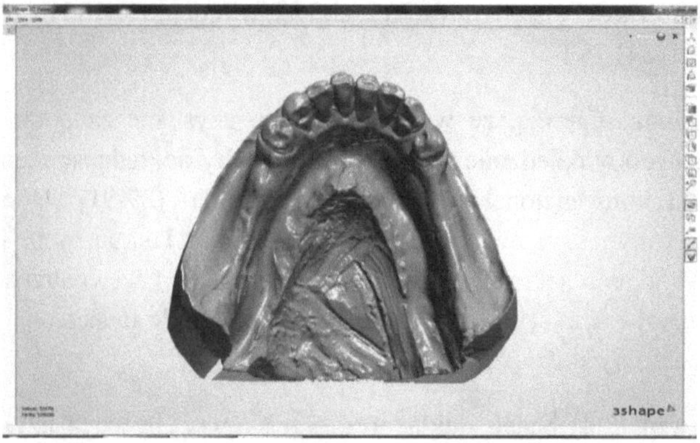


Rys. 14) Zeskanowany model uzyskany w konwencjonalnej procedurze wyciskania.

**b) <u>Proces projektowania:</u>**

Kilka komercyjnych systemów oprogramowania CAD, w tym 3Shape Dental System i Exocad, zostało ostatnio udostępnionych do projektowania 3D szkieletów RPD(96).

Typowa praca cyfrowa polega na uzyskaniu cyfrowego modelu tkanek twardych i miękkich jamy ustnej. Po drugie, definiowana jest ścieżka wprowadzania, a podcięcia są kodowane kolorystycznie w zależności od głębokości (ryc. 15). Następnie automatycznie obliczane są wirtualne blokady i wyświetlane na wirtualnej odlewie (ryc. 16). Projektowana jest siatka retencyjna i główny łącznik, a następnie pozostałe i zatrzaski. (96)

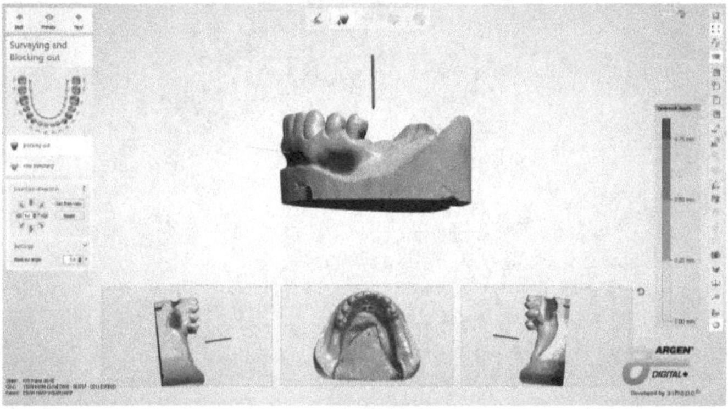


Rys. 15) Pomiary cyfrowe

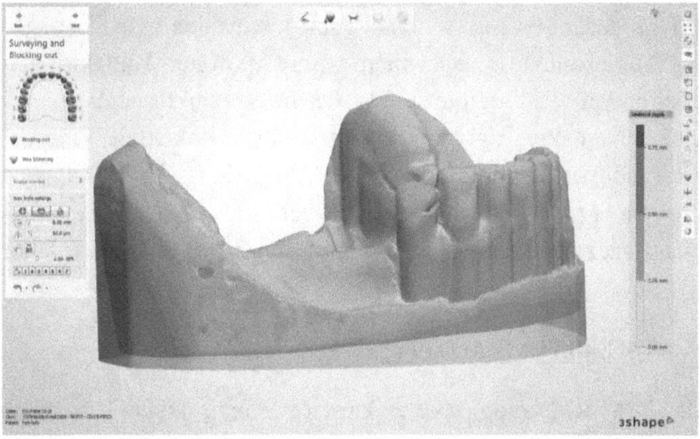


Rys. 16) Przygotowanie wirtualnego odlewu głównego.

Po zakończeniu projektowania (Rys. 17) program wyeksportuje cyfrowo zaprojektowaną szkielet RPD w postaci pliku stereolitograficznego (SLA). Plik

SLA może być wykorzystany do produkcji dodatków lub odejmowania ramki RPD. (96)

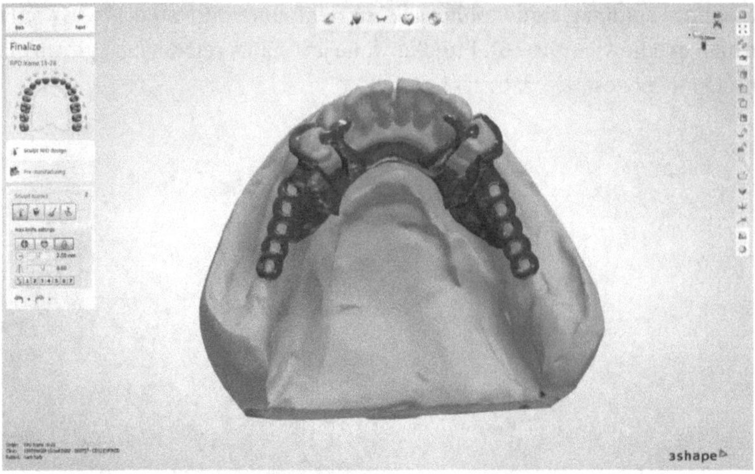


Rys. 17) Zakończono projektowanie wirtualnej struktury.

Rama wykonana w dowolny sposób może być zainstalowana na modelu wzorcowym i zeskanowana w celu zaprojektowania ostatecznego kształtu odbudowy. Konieczne jest zapewnienie prawidłowego kontaktu okluzyjnego protezy częściowej. Jest to niezwykle ważne z punktu widzenia stabilności uzupełnienia. Kontakty zgryzowe muszą być dokładnie sprawdzone w wirtualnym środowisku oprogramowania CAD. W tym celu należy wykonać skanowanie wewnątrzustne uzębienia przeciwstawnego. Ewentualnie należy pobrać wycisk szczęki przeciwnej i zeskanować tacę wyciskową w laboratorium. (77).

### c) Techniki wytwarzania :

Płyty CAD CAM RPD mogą być wykonywane przy użyciu 4 różnych technik (97), w tym: pośredniego szybkiego prototypowania, bezpośredniego szybkiego prototypowania (np. selektywne topienie laserowe), pośredniego frezowania (frezowanie woskiem z LWT) oraz bezpośredniego frezowania.

#### i. Bezpośrednie, szybkie prototypowanie :

Stosowanie technik CAD/CAM do produkcji szkieletów RPD było na początku powolne, ponieważ nie istniało żadne specyficzne oprogramowanie RPD, a techniki CAM opierały się jedynie na metodach odejmowania. W ostatnim czasie zastosowanie RP rozszerzyło się na dziedzinę wytwarzania protez szkieletowych dla różnych protez, w tym RPD. (96)Stosowanie RP jako procesu produkcyjnego może prowadzić do dalszego uproszczenia procesu, zapewniając oszczędność kosztów i czasu oraz eliminując zużycie narzędzi. (34,47,98–103)

**Williams i wsp.**, **Bibb i wsp.** oraz **Han i wsp.** wszyscy zgłosili przypadki metalowej konstrukcji wykonanej bezpośrednio przez SLM, gdzie metalowa konstrukcja została zbudowana poprzez bezpośrednie osadzanie Co-Cr. Wyniki były zadowalające i porównywalne pod względem dokładności, jakości formy i funkcji z ramami uzyskanymi tradycyjną metodą laboratoryjną. (47,98,102) Jednakże, **Chen i wsp.**(55) stwierdzili, że w przypadku szkieletów o dużej rozpiętości i stosunkowo dużej liczbie uchwytów i zapięć, dostosowanie tych wykonanych techniką odlewania precyzyjnego było nieco lepsze niż tych drukowanych techniką SLM. Dodali oni, że elastyczność tkanek miękkich jest w stanie sprostać tej deformacji, gdy średnia szczelina jest mniejsza niż Chen 0,2 mm.

Uważa się, że szkielety ze stopu SLM Co-Cr mają lepszą mikrostrukturę i właściwości mechaniczne niż odlewane lub frezowane szkielety RPD(104). Przeciwnie, defekt strukturalny ziaren z powodu niepełnego stopienia może spowodować złamanie zatrzasków SLM Ti podczas pracy klinicznej. (105)

Wiele badań wykazało również, że próbki stopu Co-Cr wytwarzane przez SLM wykazywały lepsze właściwości niż próbki odlewnicze pod względem odporności zmęczeniowej(106), odporności na korozję(107) i biokompatybilności(108).

ii. **Pośrednie, szybkie prototypowanie :**

W tej technice proteza częściowa wyjmowana (RPD) jest projektowana na komputerze. Na podstawie tego projektu, za pomocą szybkiego prototypowania (Rys. 18), drukowany jest trójwymiarowy (3D) wzór, który można wyeliminować za pomocą wosku lub żywicy woskowej. Następnie wzór poddawany jest inwestycji, eliminacji i odlewaniu, kończąc w ten sposób produkcję cyfrowego szkieletu RPD. (99,109)

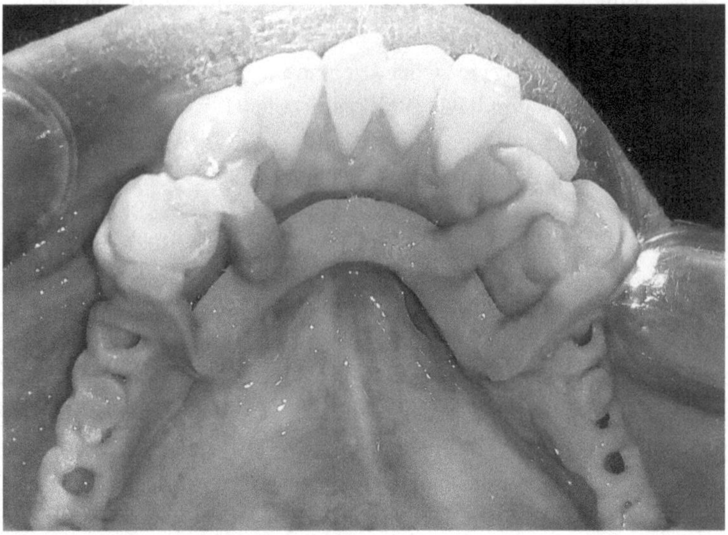

Rys. 18) Wypróbuj wzór żywicy drukowanej 3D

**W 2004 roku firma Williams et al wykonała** metalową konstrukcję szkieletową, odlewając wzór protektorowy z żywicy epoksydowej na bazie plastiku wykonanej przez SLA i zaproponowała metodę identyfikacji linii pomiarowej i podcięć retencyjnych zębów łącznika. Doszli do wniosku, że RP może być wygodniejszą metodą wytwarzania CAD/CAM niż frezowanie w przypadku protez szkieletowych RPD, które zazwyczaj mają złożoną geometrię. Dodali, że istnieją pewne wady tej techniki, takie jak wysokie koszty skanowania, oprogramowania CAD i sprzętu RP, czasochłonny proces skanowania oraz poinformowali o powstawaniu pęknięć w plastikowym prototypie, spowodowanych rozszerzaniem się wzoru z tworzywa sztucznego pod wpływem ciepła podczas inwestycji. (100)

**W 2009 roku Yan i inni** udokumentowali dopasowanie ram RPD wyprodukowanych w technologii RP. W badaniu tym zeskanowano ostateczny odlew pacjenta, a proponowany projekt został wykonany praktycznie za pomocą specjalnego oprogramowania CAD. RP został następnie wykorzystany do opracowania wzoru protezy, który został odlewany w technice Co Cr. Metalowy szkielet został przetestowany w ustach pacjenta i uznany za klinicznie akceptowalny. (97)

Wraz z wprowadzeniem technologii skanowania laserowego i komercyjnego oprogramowania do inżynierii odwrotnej, **Wu et al. wykonało** metalowy szkielet

RPD przy użyciu CAD/CAM/RP. Wzór protektorowy zaprojektowanego szkieletu został uzyskany przy użyciu SLA, który następnie został odlany przy użyciu stopu kobaltu chromowego. Zarówno wzór protektorowy jak i odlewany szkielet pasują do odlewanego otworu. (34)

**Lee et al.** (79)przeanalizowali wewnętrzne dopasowanie cyfrowych RPD wytworzonych przez rzucanie szybkiego prototypu na wielu uczestników i stwierdzili, że nie ma statystycznie istotnych różnic w dopasowaniu wewnętrznym pomiędzy różnymi klasyfikacjami Kennedy'ego. Jednak w przypadku elementów składowych protezy częściowej występowały statystycznie istotne różnice. Co więcej, w analizie rozbieżności pod podpórką wahadłową, dokładność obwodu była wyższa niż centrum.

W przypadku procesów pośrednich i bezpośrednich, usunięcie struktury nośnej zwiększa ryzyko zniekształcenia. Dlatego też statyczne ułożenie konstrukcji nośnej ma duże znaczenie, zwłaszcza gdy protezy szczękowe są cienkie i pokrywają dużą powierzchnię. Szczególne właściwości materiału i warunki temperaturowe stosowane podczas spiekania są również ważne. Niepełne zestawy danych, których nie można skorygować za pomocą oprogramowania drukarki, mogą stanowić problem. Ponadto, połączenie 2 różnych narzędzi projektowych może generować błąd oprogramowania. (97)

Raporty **Bibb i wsp.**(47) oraz **Eggbeer i wsp.**(99) podały, że w wyniku etapów przetwarzania oraz związanych z tym tolerancji, można spodziewać się rozbieżności w pośrednim RP wynoszących ±311 mm oraz rozbieżności w bezpośrednim RP wynoszącym ±211 mm. Metody wytwarzania, które obejmują proces odlewania, powodują zazwyczaj większe rozbieżności, takie jak LWT, RP pośredni i MI pośredni. (97) Stosowanie stopów o wysokim współczynniku skurczu może powodować zniekształcenia. (110) Ponadto wykazano, że wymagana obróbka powierzchni po odlewaniu powoduje straty metalu na poziomie około 127 μm. (111)

### iii. Techniki frezowania (MI) :

Technika MI okazała się nieekonomiczna w tej dziedzinie, ponieważ zużycie narzędzi podczas frezowania jest wysokie dla RPD ze stopów metali nieszlachetnych. Dlatego też ekonomiczne zastosowanie MI wymaga wykonania protez na bazie polieteroeteroeteroketonu (PEEK) (Rys. 19) lub frezowania woskiem przed zastosowaniem konwencjonalnej techniki odlewania wosku traconego (Rys. 20). (97)

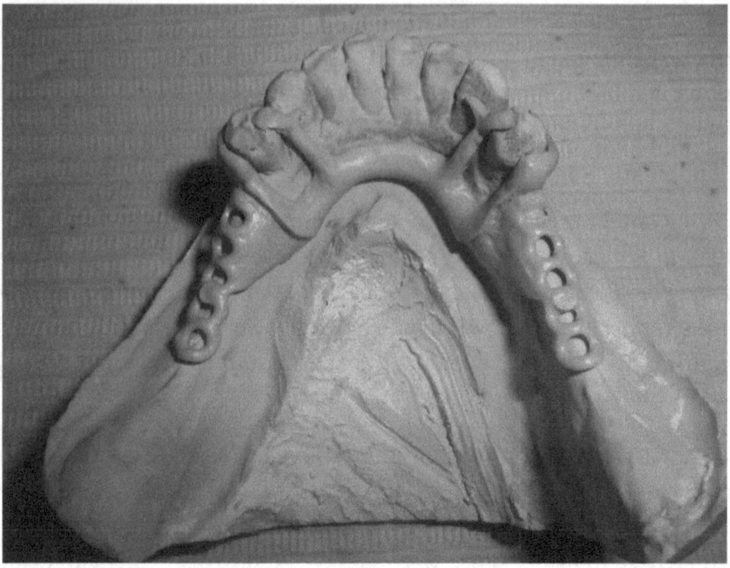

Rys. 19) Rama z frezowanego PEEK.

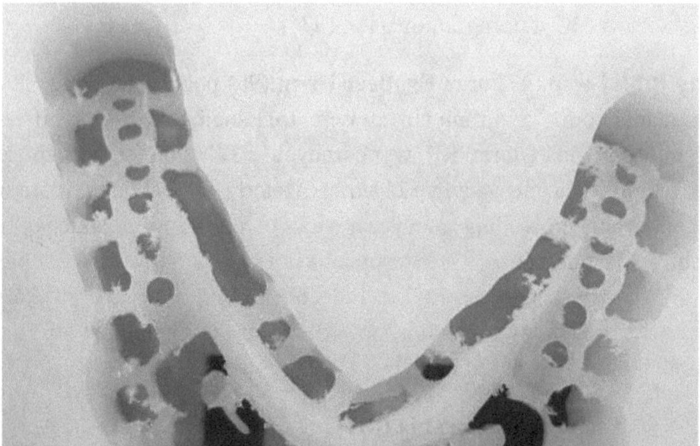

Rys. 20) Frezowany wzór wosku dla techniki traconego wosku.

W porównaniu z LWT, **Arnold i wsp.** (97) stwierdzili, że techniki frezowania umożliwiają produkcję RPD o porównywalnym lub lepszym dopasowaniu. Jednakże, RPD produkowane przy użyciu szybkich technik prototypowania wykazywały wyraźne nierówności dopasowania. Ustalenia te były również zgodne z ustaleniami **Santler et al.** (112)Można to wyjaśnić wysokiej jakości wykończeniem powierzchni uzyskanym poprzez frezowanie, które ułatwia ostateczne polerowanie. (97) Podobnie zmniejsza się porowatość frezowanej protezy CAM, co zmniejsza ryzyko rozwoju mikroorganizmów takich jak Candida albicans(113). Podczas tradycyjnego procesu produkcyjnego protezy ulegają bowiem podczas polimeryzacji zniekształceniom w zakresie od 0,45 do 0,9%, co zmniejsza dopasowanie podstawy protezy do błony śluzowej jamy ustnej(113). Takie zniekształcenie nie występuje w przypadku strategii frezowania.

Inne czynniki, takie jak precyzja skanowania, metoda zastosowana do przekształcenia danych w model 3D, program kontroli numerycznej oraz poziom dokładności, który może być osiągnięty przez frezarkę, również mogą mieć wpływ na wyniki. (47,99,110,112,114) Jednak w przypadku złożonych konstrukcji RPD przekształcanie danych CAD w przetwarzanie CAM wydaje się wprowadzać niedoskonałości. (97)

**Harb i in.** (95) skonstruowali szkielet CAD CAM RPD poprzez bezpośrednie frezowanie bloku PEEK, aby przywrócić dwustronny przypadek rozszerzenia dystalnego. Osiągnięta stabilność i utrzymanie były dość dobre, a pacjent był zadowolony z funkcjonowania.

**Bibb i wsp.** (101), stwierdzili, że metalowe szkielety RPD wytwarzane metodami odejmowania zostały zweryfikowane klinicznie i uznane za dopuszczalne i zadowalające.

Przy użyciu tytanowych szkieletów CAD/CAM do RPD zaczęto również produkować poprzez frezowanie tytanowych tarcz i produkcję dodatków z tytanowych proszków. (115-117) Dodatkowo wypróbowano hybrydową obróbkę wielokrotnego spiekania laserowego i szybkiego frezowania jako jeden jednoczesny proces wytwarzania tytanowych protez szkieletowych do RPD w celu uzyskania dokładnego formowania i gładszych powierzchni. (118)Sprawność i siła retencji zatrzasków wykonanych tą techniką zostały dokładniej zbadane przez **Torii i wsp. i** stwierdzono, że są one wyższe niż w przypadku zatrzasków odlewanych. (54)

## 4. Materiały do budowy ram RPD

**Co Cr i tytan** są obecnie wybranymi metalami do produkcji protez szkieletowych RPD. (119,120) Stopy chromu kobaltowego posiadają wysoką wytrzymałość i sztywność, dzięki czemu mogą być stosowane w cienkich przekrojach. Ponadto przewodzą one ciepło i zimno, zapewniając bardziej naturalne doznania, umożliwiają projektowanie z minimalnym pokryciem brzegów dziąsła i pozwalają na uzyskanie stabilnej podstawy protezy. (121,122) Tymczasem skurcz odlewniczy stopów Co-Cr jest stosunkowo duży i wymaga poszerzenia materiałów inwestycyjnych w celu kompensacji. (123) Oprócz samego materiału inwestycyjnego, na dokładność odlewu mają wpływ również woski i technologia przetwarzania (124 125).

Podbudowy z tytanu charakteryzują się wyjątkową odpornością na korozję, dokładnością, biokompatybilnością, odpowiednimi właściwościami mechanicznymi, niskim modułem sprężystości, niską wagą, lepszą kondycją fizyczną i mniejszą alergią na metale dzięki doskonałej biokompatybilności w porównaniu z konwencjonalnymi stopami Co Cr. (115) Niski moduł sprężystości pozwala na umieszczenie retencyjnych ramion zapięć w większych podcięciach na łącznikach niż w przypadku zapięć ze stopu Co Cr, co może być korzystne w sytuacjach klinicznych, gdzie priorytetem jest estetyka i/lub zdrowie przyzębia. (126)

Trwała deformacja jest jednym z najczęstszych powikłań mechanicznych zapięć protetycznych, które mogą prowadzić do utraty retencji i stabilności protezy (75). W poprzednich badaniach zapięcie Cast Ti wykazywało większą odporność na trwałe odkształcenia, co było bardziej odpowiednie dla powierzchni zaczepu z podcięciem większym niż 0,25 mm i korzystnie wpływało na odporność zaczepu na przypadkowe przeciążenie (126). Wcześniejsze badania wykazały, że czysty tytan i stop tytanu są odpowiednie dla RPD dla próbek o podcięciu 0,75 mm(127).

Mimo to, tytanowe protezy mają pewne problemy, w tym: trudne odlewanie, szlifowanie i polerowanie, drogie aparaty odlewnicze, słabe wiązanie z żywicą bazową protezy, przebarwienia, deformacja zatrzasków, duże zużycie zębów tytanowych, reakcja zapalna u .6% pacjentów, porowatość odlewów i gromadzenie się płytki nazębnej. (115,128,129)

Proces odlewania tytanu okazał się trudniejszy niż w przypadku stopów Co-Cr ze względu na wysoką temperaturę topnienia i reaktywność w wysokich temperaturach (130,131). Ponadto, istnienie porowatości również ograniczyło jego powszechne zastosowanie(131). Tak więc techniki CAD i RP są pierwszym wyborem w produkcji tytanu w porównaniu z odlewaniem (102,132,133). Jednak **Tan i wsp.**(105) stwierdzili, że zatrzaski SLM Ti mają większą chropowatość powierzchni, mniejszą dokładność, szybsze niszczenie siły retencyjnej i mniejszą odporność na złamania w porównaniu z frezowaniem lub odlewaniem CPTi. Stwierdzili oni również, że zapięcie CPTi do frezowania jest lepsze od wyżej wymienionych metod, pomimo większych napotkanych odkształceń trwałych.

Metalowe RPD na ogół mają pewne wady, w tym potencjalną nadwrażliwość, nieestetyczny wygląd metalu, galwanizm jamy ustnej, niepożądane reakcje tkankowe, utrata wsparcia kostnego zaczepu, duża masa protez i tworzenie biofilmu. (119,122,134) **Keltjens i wsp.** stwierdzili, że większość metalowych zatrzasków została zdeformowana po 8 latach pracy, co spowodowało niedokładne dopasowanie do zaczepu. (135)

Wiele tworzyw termoplastycznych - w tym nylon, żywica acetalowa, polipropylen, PMMA, poliwęglan i politereftalan etylenu - może być używanych do produkcji niesztywnych RPD. (136)Jednak podbudowy na bazie polimerów mają wiele wad, w tym niską przewodność cieplną, trudności z polerowaniem, niższą wytrzymałość mechaniczną niż metalu, kruchość, wysoki współczynnik rozszerzalności cieplnej, pęknięcie zapięcia żywicy, trudności z naprawą lub dostosowaniem retencji, stosunkowo niski moduł Younga, szybszą degradację niż metalu oraz możliwą cytotoksyczność z powodu wymywania substancji chemicznych. Ponadto, niektóre z tych polimerów nie pozwalają na włączenie kluczowych składników RPD, takich jak zapięcia, podpory i pośrednie składniki retencyjne. (137–139)

**Poliamidy** (nylon) mają półprzezroczysty różowy kolor, ulepszoną estetykę, wysoką odporność na złamania, niski moduł sprężystości, mogą być stosowane w odcinkach cieńszych niż żywice akrylowe i nie są alergenne. Nadal mają pewne ograniczenia, w tym brak wiązania z żywicami samoutwardzalnymi, wyższą absorpcję wody i chropowatość powierzchni niż żywice akrylowe, niestabilność koloru, trudności w szlifowaniu i polerowaniu. (140-142) Nylonowe RPD nie mogą być utwardzane i nie mogą zapewnić sztywnych ram RPD, które mogłyby prowadzić do niestabilności okluzyjnej i zapadania się, szczególnie w przypadkach rozciągania dystalnego. (143)

**Polioksymetylen** (żywica acetalowa) jest bezmonomerowym materiałem zapinanym, który może być stosowany szczególnie u pacjentów z reakcją alergiczną na szkielety Cr Co. Materiał ten jest bardzo wytrzymały i ma wysoką odporność na zużycie, złamania, zmęczenie i pełzanie. Jest również dostępny w różnych odcieniach kolorystycznych. Ponieważ jest elastyczny, zapewnia niższe wartości retencji w porównaniu z zapięciem Cr Co i powinien być umieszczony w głębszym podcięciu (około 0,5 mm). (144) Główną wadą tego materiału jest brak naturalnej półprzezroczystości i żywotności. (143)

**Poliestry** dobrze łączą się z żywicami samoutwardzalnymi, dzięki czemu naprawa, dodawanie utraconych zębów i podsypka mogą być wykonywane łatwo i mają wysoką dokładność dopasowania niż inne żywice. Posiadają również mniejszą chłonność niż żywice akrylowe, większe zmiany koloru, mniejszą odporność i twardość powierzchni niż żywice poliwęglanowe i poliamidowe, mniejszą odporność na złamania i większą chropowatość powierzchni przy długotrwałym użytkowaniu. (136)

**Poliwęglany** mają wyższą wytrzymałość na zginanie i moduł sprężystości przy zginaniu niż poliamidy i poliestry. Ich przyczepność do żywic samoutwardzalnych jest mniej więcej na tym samym poziomie co żywic akrylowych. (142) Mają one mniejszą chłonność wody i lepszą odporność na ścieranie niż inne żywice oraz są mniej podatne na przebarwienia i kompatybilne ze środkami do czyszczenia protez zębowych. Miejsca podparcia i usztywnienia konstrukcji powinny być wykonane z metalu, a ich stosowanie powinno być ograniczone tylko do miejsc retencyjnych. (136,140,142,145)

**Polipropylen** ma długą żywotność, jest łatwy w kształtowaniu, stosunkowo obojętny, nietoksyczny i ma niską wagę, może być autoklawowany i ma wiele zastosowań medycznych. (146)

**PMMA** jest tworzywem termoplastycznym, które zostało spolimeryzowane w celu wykonania częściowych i całkowitych protez zębowych. Można go łatwo naprawić, wypolerować i wypolerować, jednak ma on ograniczoną elastyczność i jest nieco kruchy, co może mieć negatywny wpływ na odporność na uderzenia. (146)

**Poli(eterowo-etero-ketonowy) (PEEK)** i poli**(eterowo-ketonowo-ketonowy) (PEKK)** to nowe polimery termoplastyczne, które zostały wprowadzone jako materiał do budowy szkieletów RPD, zapewniając lepszą estetykę i wysokie zadowolenie pacjentów. (144)

# Rozdział 2:

# Polieterketherketon

## Tło

Stosowanie polimerów o wysokiej odporności staje się coraz bardziej interesujące z trybologicznego, mechanicznego, produkcyjnego i ekonomicznego punktu widzenia. Polieteroeter-keton (PEEK) jest wysokowydajnym, odpornym na temperaturę polimerem, którego zastosowanie w różnych zastosowaniach szybko rośnie. Ze względu na swoje doskonałe właściwości mechaniczne i termiczne PEEK jest często stosowany jako zamiennik metali w wielu różnych wysokowydajnych zastosowaniach końcowych, takich jak samochody, samoloty, pompy przemysłowe, itp(147).

## 1. **Historyczna ewolucja polarynoeteroketherketonu:**

Poliaryloeteroketherketon, potocznie nazywany PEEK, jest członkiem rodziny polimerów PAEK, które były stosowane w implantach ortopedycznych i kręgosłupowych. Historycznie, dostępność PEEK pojawiła się w czasie, gdy rosło zainteresowanie rozwojem "izoelastycznych" trzonów biodrowych i płyt mocujących złamania, o sztywności porównywalnej z kością. PEEK, był produkowany głównie jako polimery niszowe do zastosowań przemysłowych w 1987 roku(148). Pod koniec lat 90-tych PEEK stał się ważnym, wysokowydajnym materiałem na implanty, zastępującym elementy metalowe, szczególnie w zastosowaniach ortopedycznych i urazowych (149). W 2001 roku, Victrex założył Invibio Biomaterial Solutions, aby zapewnić gatunki PEEK odpowiednie do długotrwałej implantacji(149). Niedawno PEEK stał się atrakcyjnym materiałem do produkcji stałych i zdejmowanych protez CAD-CAM, zwłaszcza poprzez frezowanie. Powstałe protezy niealergiczne są lżejsze od tych wykonanych z innych konwencjonalnych materiałów dzięki niewielkiemu ciężarowi własnemu, co zapewnia wysokie zadowolenie i komfort pacjenta. Ponadto PEEK jest łatwy do frezowania i polerowania, a proces frezowania nie wpływa negatywnie na właściwości mechaniczne materiału. (150–152)

## 2. **Struktura**

PEEK jest półkrystalicznym polimerem z grupy poli(aryletherketon) (PAEK), która jest stosunkowo nową rodziną termoplastycznych polimerów, składającą się z aromatycznego szkieletowego łańcucha molekularnego, połączonego eterem i ketonowymi grupami funkcyjnymi. Polimery PAEK składają się z aromatycznych pierścieni połączonych wiązaniami eterowymi lub ketonowymi, przy czym specyficzny akronim polimerowy (np. PEEK, PEK, PEKK i polieterketoneeteroketoneketon) odzwierciedla liczbę i kolejność tych wiązań (rys. 21). PEEK klasyfikowany jest jako homopolimer liniowy, cząsteczka jest liniowym łańcuchem 100 jednostek monomeru o średnim ciężarze cząsteczkowym 80 000-120 000A g/mol. Inni członkowie rodziny

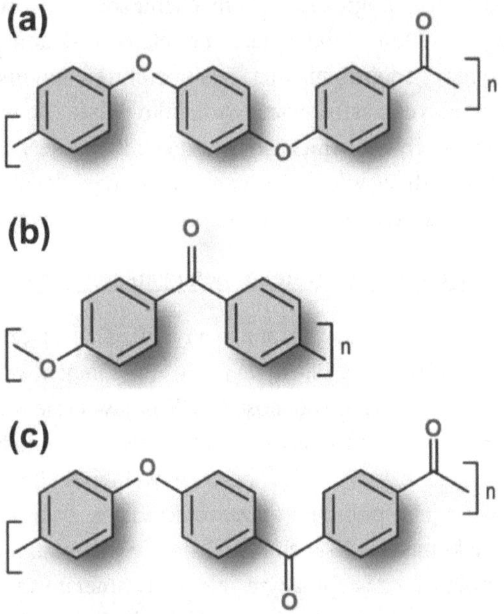


PAEK, którzy są brani pod uwagę przy implantacji to PEK (poliketony) i polieteroketoneketon (PEKK)(153).

Rys. 21) Schematyczne przedstawienie jednostek powtórzenia polimeru dla (a) PEEK, (b) PEK, (c) PEKK. Zdjęcia dzięki uprzejmości Chrisa Espinosa, Exponent, Inc.

Może być modyfikowany przez wiele czynników wzmacniających, takich jak włókna węglowe i szkło, w celu uzyskania kompozytów o doskonałych właściwościach mechanicznych w zakresie zwiększonej sztywności, wytrzymałości i odporności na ścieranie (149,154-156). PEEK jest powszechnie syntezowany poprzez alkilację soli bisfenolu(122) i może być przetwarzany metodą wtryskiwania, prasowania, wytłaczania w temperaturze od 390°C do 420°C lub w technologii CAD CAM (157 158).

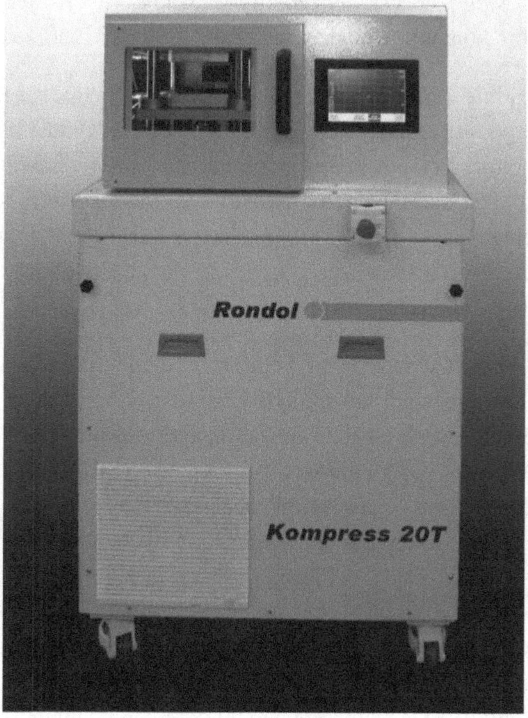


Rys. 22) Formowanie wtryskowe polimerów PEEK. Rysunek przedstawia 20-tonową prasę do formowania wtryskowego.

(Rondol Kompress 20 T).

## 3. Właściwości

Ze względu na unikalną strukturę chemiczną, PEEK jest stabilny w wysokich temperaturach (powyżej 300°C), o wysokiej odporności na uszkodzenia chemiczne i promieniowanie oraz większej wytrzymałości (w przeliczeniu na masę) niż wiele metali (149).

Ogólnie rzecz biorąc, PEEK ma dobrą biokompatybilność, nie ma toksycznych lub mutagennych skutków lub klinicznie istotnych stanów zapalnych (159). Po polimeryzacji, PEEK jest chemicznie obojętny i nierozpuszczalny we wszystkich konwencjonalnych rozpuszczalnikach w temperaturze pokojowej, z wyjątkiem 98% kwasu siarkowego (157). Niezmodyfikowany PEEK jest z natury hydrofobowy, o kącie kontaktu z wodą wynoszącym 80-90° (160,161).

Ponadto PEEK znajduje się w stanie "szklistym" w temperaturze pokojowej i temperaturze ciała, ponieważ jego temperatura zeszklenia wynosi około 143°C, podczas gdy temperatura krystalicznego stopienia (Tm) wynosi około 343°C. W temperaturze 400°C jest stabilny przez ponad 1 h. Moduł sprężystości PEEK wynosi 140-170 mega paskali (MPa), gęstość - 1300 kg/m3 a przewodność cieplna 0,29 W/mK .Proces sterylizacji, przy użyciu pary wodnej, gamma lub tlenku etylenu nie wpływa negatywnie na właściwości mechaniczne PEEK(162).

PEEK może być modyfikowany albo poprzez dodanie funkcjonalizowanych monomerów "prepolimeryzacji" lub modyfikacji post-polimeryzacji za pomocą procesów chemicznych, takich jak sulfonowanie, aminowanie i nitrowanie(163). Kompozyty polimerów wzmocnionych włóknem (FRP) są najbardziej obiecującymi i eleganckimi materiałami obecnego stulecia. Ich trwałość i integralność w różnych środowiskach eksploatacyjnych może być zmieniana przez reakcję ich składników, tj. włókna, matrycy polimerowej i istniejącego interfejsu/interfazy między włóknem a matrycą polimerową, w tym konkretnym środowisku. PEEK tworzy silny interfejs z włóknami węglowymi Efektywnie przenosząc naprężenia pomiędzy włóknami a matrycą polimerową. Wytrzymałość i moduł PEEK wzmocnionego włóknem węglowym (CFR-PEEK) zależy od rozmiaru, długości i orientacji włókien. Biomateriały CFR-PEEK są obecnie stosowane w implantach do fuzji kręgosłupa i wymiany stawów. Biomateriały PEEK są również projektowane pod kątem ich funkcji biomedycznych, jak również biomechanicznych(164).

PEEK i jego kompozyty posiadają naturalną radiolukencję i kompatybilność z MRI. (165)Do PEEK można również dodać siarczan baru, radiopacifikator, aby poprawić wizualizację i kontrast w obrazowaniu (122). Chociaż czysty PEEK ma kolor opalenizny, kiedy proszek PEEK jest mieszany z włóknami węglowymi dla zwiększenia wytrzymałości, otrzymany materiał jest czarny(153). Może być również cieniowany na kolor różowy za pomocą pośrednich nanonapełnionych żywic kompozytowych po starciu powietrzem dla lepszej estetyki. (158)

Nienapełniony PEEK ma moduł Younga od 3 do 4 giga pascal (GPa), który jest podobny do kości ludzkiej. To podobieństwo do kości ma korzystny wpływ, zwłaszcza w przypadku szkieletów o dużej rozpiętości, co pozwala na lepsze amortyzowanie sił żucia i bardziej równomierne rozłożenie naprężeń na tkankach nośnych(152 166).Moduł Younga PEEK można zwiększyć z 19 GPa do 150 GPa z dodatkami takimi jak włókno węglowe(154).Pomimo znacznie niskiego modułu sprężystości i twardości, odporność na ścieranie PEEK jest konkurencyjna dla stopów metali(167).

## 4. Zastosowania PEEK:

Potencjał PEEK do różnych zastosowań stomatologicznych został przedstawiony na Rys. 23.

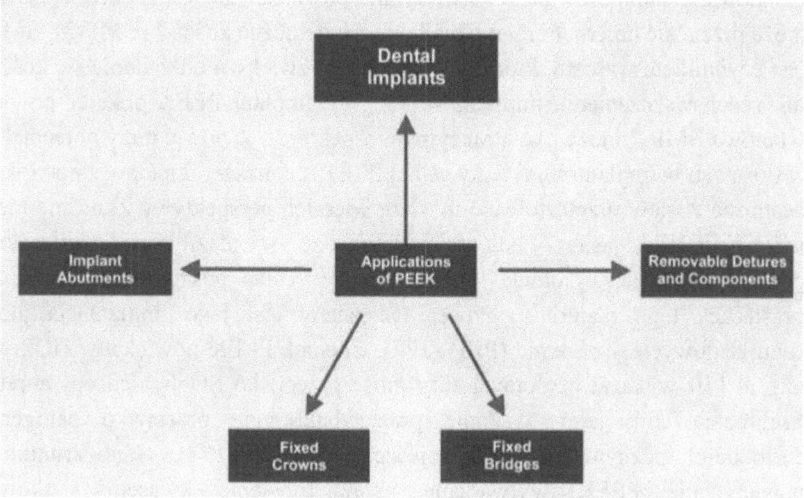


Rys. 23 ) Główne zastosowania (PEEK) w stomatologii.

### 5.1 PEEK jako implant dentystyczny

Polieteroeteroketon (PEEK), jako materiał do implantacji zatwierdzony przez FDA, staje się głównym kandydatem do zastąpienia tradycyjnych chirurgicznych implantów metalowych wykonanych z tytanu (Ti) i jego stopów, ponieważ ma niższy moduł sprężystości niż Ti. Bioinertyzacja i wadliwa osteointegracja PEEK ogranicza jednak jego zastosowanie kliniczne jako nośnego materiału stomatologicznego/ortopedycznego(168). PEEK ma bardzo ograniczone wrodzone właściwości osteokondukcyjne w porównaniu z tytanem(169) . Wypróbowano różne metody poprawy bioaktywności implantu PEEK, w tym powlekanie PEEK syntetycznym osteokondukcyjnym apatytem hydroksylowym(170,171) zwiększającym jego chropowatość powierzchni, modyfikacje chemiczne (172) i włączenie bioaktywnych cząstek(173).

Różnorodne nanomodyfikacje próbowano poprawić bioaktywność PEEK, jak pokazano na (Rys.24) Osadzanie wiązki elektronów (e-beam) polega na rozkładaniu i osadzaniu bardzo cienkiej, nanoprzejściowej warstwy materiału na podłożu poprzez wystawienie go na działanie wiązki elektronów(174). Powlekanie PEEK tytanem przy użyciu tej metody wykazało, że zwiększa hydrofilowość, prowadząc do zwiększonej proliferacji komórek (175). Anodowana nanoporowata warstwa tytanu powlekanego wiązką elektrolityczną może przenosić unieruchomione białko morfogeniczne kości-2 (BMP-2). BMP-2 jest czynnikiem wzrostu, który, jak wykazano, zwiększa odkładanie się kości w miejscach wszczepienia implantów(175,176). Implant PEEK pokryty powłoką tytanową/BMP-2 może być atrakcyjnym aspektem i stanowić duży potencjał dla zastosowań w implantologii jamy ustnej PEEK. Jednakże, implanty z powłoką e-beam nie zostały przetestowane in vivo, więc ich perspektywy kliniczne nie są jeszcze bardzo jasne. Podłoże umieszczone w plazmie z cząsteczkami podłączonymi do wysokiego napięcia może zostać pokryte cienką warstwą cząsteczek tego materiału. Proces ten znany jest jako implantacja jonów zanurzeniowych w plazmie (PIII) (177). Chociaż PEEK powlekany TiO2 przy użyciu PIII wykazał częściową aktywność przeciwko Staphylococcus aureus i Eschrechia coli, jego działanie przeciwbakteryjne przeciwko patogenom periodontologicznym nie zostało jeszcze określone(178). Nano-strukturalne powierzchnie PEEK wytwarzane przez trawienie kwasem siarkowym (sulfonowanie) i płukanie wodą destylowaną zostały zaobserwowane w celu wywołania przyspieszonej osseointegracji w porównaniu z niezmodyfikowanym PEEK in vitro i in vivo(179).Niewiele badań sugeruje, że nie ma znaczącej różnicy pomiędzy osseointegracją PEEK i konwencjonalnymi materiałami do implantacji, takimi jak cyrkon i tytan (119,180). W porównaniu do stali nierdzewnej i tytanu, implant wykonany z PEEK ma wyraźne zalety w zakresie wrażliwości na temperaturę, redukcji wagi i przewagi radiologicznej(181). Ostatnio, wykorzystując technologię modelowania osadzania stopionego, można opracować złożoną geometrię konstrukcyjną implantów PEEK, która wcześniej nie była możliwa do osiągnięcia przy zastosowaniu konwencjonalnych technologii produkcji. Zazwyczaj wymaga to temperatury dyszy w zakresie 360-400 °C i podgrzewanego złoża o temperaturze 120 °C. (182)

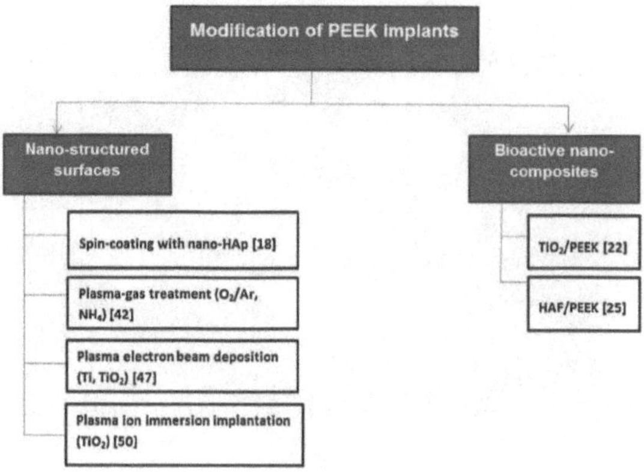


Rys. 24 Nanomodyfikacja polieteroeteroeteroketonu (PEEK) w celu zwiększenia jego bioaktywności.

Zastosowanie niestandardowych implantów podokostnych PEEK wykonanych w technologii CAD/CAM zostało uznane za dopuszczalną metodę jednoetapowej rehabilitacji protetycznej silnie zanikającej przedniej szczęki bezzębnej (ryc. 25). (183)

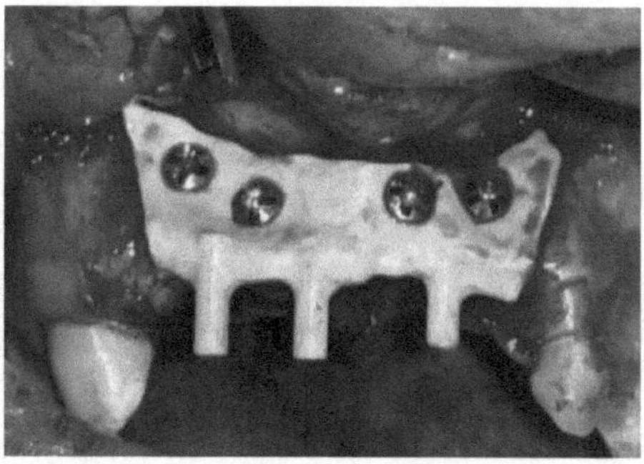

(Rys.25) Niestandardowy implant PEEK zamocowany na miejscu za pomocą mikrośrub. (183)

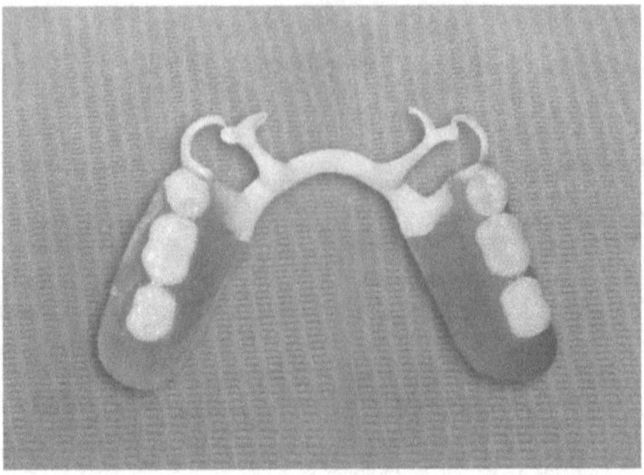

Rys. 26) demontowalna proteza częściowa z frezowaną podbudową PEEK

## 4.2 PEEK jako zaczep do implantu dentystycznego

PEEK był również stosowany w stomatologii jako zaczep do implantu tymczasowego(184). W randomizowanym, kontrolowanym badaniu klinicznym (RCT) przeprowadzonym przez **Koutouzisa i wsp. stwierdzono, że nie ma** istotnej różnicy w resorpcji kości i zapaleniu tkanek miękkich wokół zaczepu PEEK i tytanowego (185). Ponadto łączniki PEEK z mikroflorą jamy ustnej są porównywalne z łącznikami wykonanymi z tytanu, cyrkonu i polimetakrylanu metylu. (186) Śruby łącznika wykonane z PEEK i 30% PEEK wzmocnionego węglem wykazały niższą odporność na złamanie w porównaniu z łącznikami wykonanymi z tytanu (187). PEEK jest radiolukentem, który może ułatwić diagnozę poluzowania się śrub na podstawie radiografu okołowierzchołkowego(158) .

## 4.3 PEEK jako proteza ruchoma

PEEK stał się popularny jako materiał szkieletowy dla RPD przy użyciu konwencjonalnej techniki traconego wosku(143) lub poprzez frezowanie wstępnie wyżarzonych bloków przy użyciu technologii CAD CAM (Rys. 26). (188)Zmodyfikowany PEEK zawierający 20% wypełniaczy ceramicznych, znany jako BioHPP, został wprowadzony jako materiał ramowy dla RPD. (189)Możliwość wykonywania korekt, doskonała stabilność, doskonałe, optymalne właściwości polerowalne oraz estetyczny biały odcień BioHPP pomagają w tworzeniu wysokiej jakości uzupełnień protetycznych. (189)

Milled PEEK RPD wykazały niższe średnie wartości dla głębokości kieszeni i wskaźnika dziąsła niż konwencjonalne RPD. (190)Ustalenie to można przypisać biokompatybilności tego materiału wraz z precyzyjnym projektowaniem i produkcją przez oprogramowanie komputerowe, które zapewnia dokładne dopasowanie i dopasowanie elementów szkieletu protezy. (97) Protezy BioHPP mogą zawierać krytyczne cechy konstrukcyjne RPD, których wcześniej brakowało w protetyce opartej na polimerach, (143). W przypadku polimeru PEEK osiągnięto odporność na złamanie do 1200 Newton (N), co stanowi odpowiedni margines bezpieczeństwa w porównaniu z maksymalną siłą żucia 500N dla ugryzienia przez człowieka (166).

Tarcza dentystyczna JUVORA wykonana z PEEK-OPTIMA jest wysokowydajnym polimerowym rozwiązaniem dla długotrwałych stałych i zdejmowanych protez szkieletowych, zapewnia sprężystość i większe pochłanianie wstrząsów niż w przypadku tytanu, co zapewnia najwyższy komfort. (143) PEEK-OPTIMA można kupić w postaci prętów, płyt, bloków, proszku lub granulatu (ryc. 27).

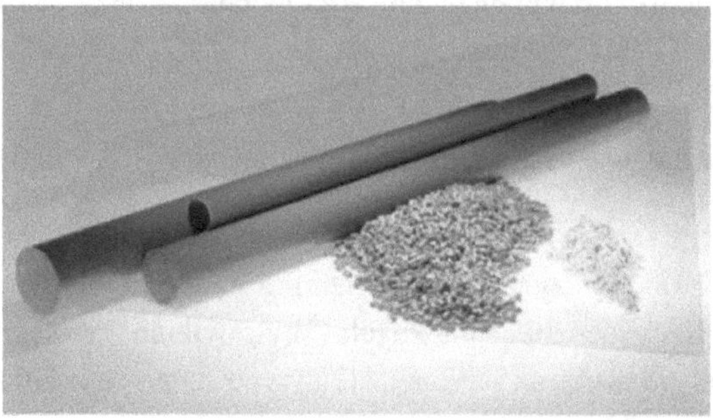

Rys. 27)Wyciąg z pręta PEEK-OPTIMA, granulat i proszek

Właściwości fizyczne PEEK-u pozwalają na zastosowanie go do odtwarzania ubytków szczękowych o minimalnej grubości 0,5 mm bez złamań, szczególnie w przypadku zasuwnicy pustej w środku. Zapewnia to lżejszą protezę, mniej skomplikowane i szybsze procedury w porównaniu z tytanem lub żywicą przy użyciu techniki formowania lub odlewania(191).

Ponadto biokompatybilność, moduł sprężystości, odporność na pękanie, łatwość polerowania i obrabialność PEEK, pozwalają na jego stosowanie w odcinku podniebienny protez szczękowych zaskórników u pacjentów z dużymi wadami jamy ustno-nosa (192). **Berrone i wsp.** zgłosili zastosowanie niestandardowych nakładek PEEK w celu skorygowania asymetrii żuchwy po rekonstrukcji strzałki za pomocą technologii CAD CAM. (193)

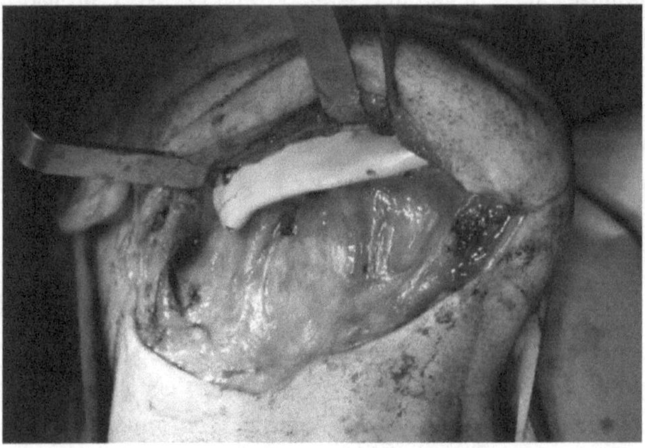

Rys. 28 Mocowanie wykonanej na zamówienie protezy PEEK do żuchwy

### 5.4 Inne zastosowania stomatologiczne

Właściwości PEEK przy rozciąganiu są również zbliżone do właściwości szkliwa i zębiny (194-197), co czyni go odpowiednim materiałem odtworzeniowym pod względem właściwości mechanicznych. Wytrawianie kwasem siarkowym lub kwasem piranii pozwala na bardziej efektywne łączenie z kompozytami żywic hydrofobowych. (198,199)

Nanokompozyty PEEK mogą umożliwić naukowcom syntezę biomateriałów o zmiennych kombinacjach właściwości mechanicznych wymaganych dla każdego konkretnego zastosowania. Na przykład, oprócz zastosowania jako implanty, te bioaktywne nanokompozyty mogą być stosowane jako pośrednie wewnątrz- lub zewnątrzkoronowe uzupełnienia. Uzupełnienia te mogą mieć dodatkową zaletę jako antybakteryjne, jak podają Wang et al(173)

Zaproponowano różne metody obróbki powierzchni w celu optymalizacji łączenia z PEEK, w tym wytrawianie, aktywację chemiczną, ścieranie cząsteczek w powietrzu i obróbkę plazmową. Badania laboratoryjne wykazały częste uszkodzenia materiału fornirującego po obciążeniu mechanicznym i cyklach cieplnych fornirowanych podbudów PEEK. Nie ma jednoznacznych danych dotyczących wydajności materiału licującego z podbudową PEEK w protezach ruchomych(200). Przyczepność testowanych koron PEEK do zębiny była zadowalająca po obróbce ścieraniem powietrzno-cząsteczkowym lub wytrawianiem kwasem siarkowym i/lub przy zastosowaniu dodatkowych systemów klejących, takich jak visio. link lub Signum PEEK Bond(201).

Trzyczęściowa stała proteza częściowa PEEK wykonana za pomocą CAD-CAM ma większą odporność na złamania niż prasowane granulkowe lub pelletowe protezy PEEK(202). Odporność na złamania protez stałych PEEK wykonanych za pomocą CAD-CAM jest znacznie wyższa niż w przypadku protez szklano-ceramicznych z dysilikatu litu (950 N), tlenku glinu (851 N)(203) i cyrkonu (981-1331N)(204). Ponadto, PEEK może być również używany jako estetyczny drut ortodontyczny. W porównaniu z innymi polimerami, takimi jak polisulfon eteru (PES) i difluorek winylidenu (PVDF), druty ortodontyczne PEEK są w stanie dostarczyć większe siły ortodontyczne, ale na przekroju zbliżonym do drutów metalowych, takich jak kobaltowo-chromowy (Co-Cr), tytan-molibden (Ti-Mo) i nikiel-tytan (Ni-Ti). (205)

## Referencje


1. Driscoll CF, Freilich MA, Guckes AD, Knoernschild KL, Mcgarry TJ, Goldstein G, et al. The Glossary of Prosthodontic Terms. J Prosthet Dent [Internet]. 2017;117(5):C1-e18. Dostępny pod adresem: http://linkinghub.elsevier.com/retrieve/pii/S0022391316306837.

2. Goodacre CJ, Garbacea A, Naylor WP, Daher T, Marchack CB, Lowry J. CAD/CAM wykonał protezy całkowite: koncepcje i metody kliniczne uzyskania wymaganych danych morfologicznych. J Prosthet Dent. 2012;107(1):34–46.

3. Davidowitz G, Kotick PG. Użycie CAD/CAM w stomatologii. Dent Clin North Am. 2011;55(3):559-70.

4. Miyazaki T, Hotta Y, Kunii J, Kuriyama S, Tamaki Y. Przegląd stomatologicznych CAD / CAM : stan obecny i perspektywy na przyszłość z 20 lat doświadczenia. 2009;28(1):44–56.

5. Bilgin MS, Baytarouglu PL, Erdem A, Dilber E. Przegląd technik komputerowego wspomagania projektowania i produkcji protez ruchomych. Eur J Dent. 2016;10(2):286.

6. Tan PL, Gratton DG, Diaz-Arnold AM, Holmes DC. Porównanie in vitro pionowych szczelin brzegowych tytanu CAD/CAM z konwencjonalnymi wypełnieniami odlewniczymi. J Prosthodont. 2008;17(5):378–83.

7. Abduo J, Lyons K, Swain M. Fit z cyrkonu proteza stała częściowa: przegląd systematyczny. J Oral Rehabilitacja. 2010;37(11):866–76.

8. Miyazaki T, Hotta Y. Dostępne systemy CAD/CAM do wykonywania uzupełnień koron i mostów. Aust Dent J. 2011;56:97-106.

9. Raja'a M, Farid F. Technologie komputerowe w stomatologii: rodzaje i zastosowania. J Dent (Teheran). 2016;13:215–22.

10. Ganz SD. Komputerowo wspomagane projektowanie/komputerowo wspomagane aplikacje produkcyjne wykorzystujące technologię skanowania tomografii komputerowej i technologii CT-Cone Beam. Dent Clin North Am. 2008;52(4):777-808.

11. Zandparsa R. Digital obrazowanie i produkcja. Dent Clin North Am

[Internet]. 2014;58(1):135–58. Dostępne pod adresem: http://dx.doi.org/10.1016/j.cden.2013.09.012.

12. Alghazzawi TF. Postępy w technologii CAD/CAM: Opcje do praktycznego zastosowania. J Prosthodont Res. 2016;60(2):72-84.

13. Jokstad A. O ral Rehabilitacja Komputerowe technologie stosowane w rehabilitacji jamy ustnej oraz dokumentacja kliniczna rzekomych korzyści - przegląd systematyczny. 2017;

14. Beuer F, Schweiger J, Edelhoff D. Stomatologia cyfrowa: Przegląd najnowszych osiągnięć w zakresie generowanych przez CAD/CAM uzupełnień protetycznych. Br Dent J. 2008;204(9):505-11.

15. Van Roekel NB. Obróbka elektroerozyjna w stomatologii. Int J Prosthodont. 1992;5(2).

16. Rekow ED, Erdman AG, Riley DR, Klamecki B. CAD/CAM do wykonywania uzupełnień protetycznych - niektóre z ciekawych wyzwań. IEEE Trans Biomed Eng. 1991;38(4):314–8.

17. Abduo J, Lyons K, Bennamoun M. Trendy w Computer-Aided Manufacturing in Prosthodontics : A Review of the Available Streams. 2014;2014.

18. Kanazawa M, Inokoshi M, Minakuchi S, Ohbayashi N. Próba systemu CAD/CAM do produkcji protez całkowitych. Dent Mater J. 2011;30(1):93-6.

19. Kikuchi M. Zastosowanie temperatury cięcia do oceny obrabialności stopów tytanu. Acta Biomater. 2009;5(2):770–5.

20. Rekow D, Thompson VP. Uszkodzenia blisko powierzchniowe - uporczywy problem w koronach uzyskiwanych dzięki komputerowemu wspomaganiu projektowania i produkcji. Proc Inst Mech Eng Część H J Eng Med. 2005;219(4):233–43.

21. Torabi K, Farjood E, Hamedani S. Technologie szybkiego prototypowania i ich zastosowania w protetyce, przegląd literatury. J Dent. 2015;16(1):1.

22. Van Noort R. Przyszłość urządzeń dentystycznych jest cyfrowa. Dent Mater. 2012;28(1):3–12.

23. Masri R, Driscoll CF, redaktorzy. Kliniczne zastosowania cyfrowej techniki dentystycznej. Ames, Iowa: Wiley-Blackwell; 2015. 109,110.

24. Hassana O Ben, Guessasma S, Belhabib S, Nouri H. Wyjaśnienie różnicy pomiędzy częścią rzeczywistą a wirtualną konstrukcją polimeru porowatego 3D na poziomie mikrostruktury. Macromol Mater Eng. 2016;301(5):566-76.

25. Barazanchi A, Li KC, Al-Amleh B, Lyons K, Waddell JN. Additive Technology: Update on Current Materials and Applications in Dentistry. J Prosthodont. 2017;26(2):156–63.

26. Nayar S, Bhuminathan S, Bhat WM. Szybkie prototypowanie i stereolitografia w stomatologii. J Pharm Bioallied Sci. 2015;7(Suppl 1):S216.

27. Tappa K, Jammalamadaka U. Nowe biomateriały stosowane w medycznych technikach druku 3D. J Funct Biomater. 2018;9(1):17.

28. Alharbi N, Wismeijer D, Osman RB. Additive Manufacturing Techniques in Prosthodontics: Na czym obecnie stoimy? Krytyczna recenzja. Int J Prosthodont. 2017;30(5):474–84.

29. Azari A, Nikzad S. Ewolucja szybkiego prototypowania w stomatologii: przegląd. Rapid Prototyp J. 2009;15(3):216-25.

30. Hazeveld A, Slater JJRH, Ren Y. Dokładność i odtwarzalność modeli replik stomatologicznych rekonstruowanych różnymi technikami szybkiego prototypowania. Am J Orthod Dentofac Orthop. 2014;145(1):108–15.

31. Revilla-León M, Özcan M. Technologie produkcji dodatków stosowanych do przetwarzania polimerów: Aktualny stan i potencjalne zastosowanie w stomatologii protetycznej. J Prosthodont. 2019;28(2):146–58.

32. Dawood A, Marti BM, Darwood A. Druk 3D w stomatologii. Br Dent J [Internet]. 2015;219(11):521–9. Dostępne pod adresem: http://dx.doi.org/10.1038/sj.bdj.2015.914.

33. Witkowski S, Lange R. Stereolitografia jako technika uzupełniająca w stomatologii. Swiss Dental Monthly= Rev Mens suisse d'odonto-

stomatologie= Riv Mens Svizz di Odontol e Stomatol. 2003;113(8):868-84.

34. Wu J, Wang X, Zhao X, Zhang C, Gao B. Opracowanie dotyczące metody wytwarzania szkieletu ruchomych protez częściowych przy pomocy wspomaganego komputerowo projektowania i szybkiego prototypowania. Rapid Prototyp J [Internet]. 2012;18(4):318–23. Dostępny pod adresem: http://www.emeraldinsight.com/doi/10.1108/13552541211231743.

35. Kattadiyil MT, Mursic Z, Alrumaih H, Goodacre CJ. Skanowanie wewnątrzustne tkanek twardych i miękkich w celu częściowej demontowalnej produkcji protez zębowych. J Prosthet Dent [Internet]. 2014;112(3):444–8. Dostępne pod adresem: http://dx.doi.org/10.1016/j.prosdent.2014.03.022.

36. Peng Q, Tang Z, Liu O, Peng Z. Szybka, wspomagana prototypem rekonstrukcja twarzy szczękowej. Ann Med. 2015;47(3):186–208.

37. Turgut G, Özkaya Ö, Kayal MU. Computer-aided design and manufacture and rapid prototyped polymethylmethacrylate reconstruction. J Craniofac Surg. 2012;23(3):770-3.

38. Alifui-Segbaya F, Williams RJ, George R. Additive Manufacturing: Nowatorska metoda wytwarzania częściowych ram protez zębowych usuwalnych z kobaltu i chromu. Eur J Prosthodont Restor Dent. 2017;25(2):73–8.

39. Bilgin MS, Erdem A, Aglarci OS, Dilber E. Wykonywanie protez całkowitych w technologii CAD/CAM i RP. J Prosthodont. 2015;24(7):576–9.

40. Singh V. Szybkie prototypowanie, materiały do RP i zastosowania RP. Int J Sci Eng Res. 2013;4(7):473-80.

41. Stansbury JW, Idacavage MJ. Druk 3D z polimerami: Wyzwania wśród rozszerzających się opcji i możliwości. Dent Mater. 2016;32(1):54–64.

42. Inokoshi M, Kanazawa M, Minakuchi S. Ocena metody próbnej kompletnej protezy z zastosowaniem szybkiego prototypowania. Dent Mater J. 2012;31(1):40-6.

43. Curodeau A, Sachs E, Caldarise S. Projektowanie i wykonanie

odlewanych implantów ortopedycznych o swobodnej strukturze powierzchni z nadrukowanej trójwymiarowo powłoki ceramicznej. J Biomed Mater Res An Off J Soc Biomater Japanese Soc Biomater Aust Soc Biomater Korean Soc Biomater. 2000;53(5):525–35.

44. Mostafaei A, Stevens EL, Ference JJ, Schmidt DE, Chmielus M. Binder wyrzutnia metalowej protezy częściowej o skomplikowanym kształcie. Addit Manuf. 2018;21:63-8.

45. Vandenbroucke B, Kruth J-P. Selektywne laserowe stapianie biokompatybilnych metali do szybkiego wytwarzania części medycznych. Rapid Prototyp J. 2007;13(4):196-203.

46. Di Giacomo G, Silva J, Martines R, Ajzen S. Komputerowo zaprojektowana selektywna laserowa prowadnica chirurgiczna do spiekania i natychmiastowego obciążania implantów dentystycznych protezami ostatecznymi u pacjentów bezzębnych: Metoda wstępna. Eur J Dent. 2014;8(1):100–6.

47. Bibb R, Eggbeer D, Williams R. Szybka produkcja demontowalnych protez częściowych. Rapid Prototyp J. 2006;12(2):95-9.

48. Gao B, Wu J, Zhao X, Tan H. Wykonanie tytanowej płyty bazowej protezy metodą laserowego szybkiego formowania. Rapid Prototyp J. 2009;15(2):133-6.

49. Mangano FG, De Franco M, Caprioglio A, Macchi A, Piattelli A, Mangano C. Implanty do bezpośredniego spiekania metali laserem korzeniowo-analogowym (DLMS): 1-letnie badanie prospektywne na 15 pacjentach. Lasery Med Sci. 2014;29(4):1321-8.

50. Figliuzzi M, Mangano F, Mangano C. Nowoczesny analogowy implant korzeniowy wykorzystujący tomografię komputerową i CAD/CAM: technologia selektywnego topienia laserowego. Int J Oral Maxillofac Surg. 2012;41(7):858-62.

51. Jardini AL, Larosa MA, Maciel Filho R, de Carvalho Zavaglia CA, Bernardes LF, Lambert CS, et al. rekonstrukcja czaszki: Biomodel 3D i implant wykonany na zamówienie przy użyciu produkcji dodatków. J Cranio-Maxillofacial Surg. 2014;42(8):1877-84.

52. Jardini AL, Larosa MA, de Carvalho Zavaglia CA, Bernardes LF,

Lambert CS, Kharmandayan P, et al. Implant tytanowy wykonany na zamówienie w produkcji dodatków do chirurgii czaszkowo-mięśniowej twarzy: W niniejszym artykule omówiono projekt i wykonanie metalowego implantu do rekonstrukcji dużego ubytku czaszkowego. Virtual Phys Prototyp. 2014;9(2):115-25.

53. Chen J, Zhang Z, Chen X, Zhang C, Zhang G, Xu Z. Projektowanie i produkcja indywidualnych implantów stomatologicznych z wykorzystaniem inżynierii odwrotnej i technologii selektywnego topienia laserowego. J Prosthet Dent. 2014;112(5):1088–95.

54. Torii M, Nakata T, Takahashi K, Kawamura N, Shimpo H, Ohkubo C. Dopasowanie i siła retencji zapięć ze stopu kobaltowo-chromowego wykonanych przy użyciu wielokrotnego spiekania i frezowania laserowego. J Prosthodont Res [Internet]. 2018;62(3):1–6. Dostępny pod adresem: http://linkinghub.elsevier.com/retrieve/pii/S188319581830001X.

55. Chen H, Li H, Zhao Y, Zhang X, Wang Y, Lyu P. Adaptacja demontowalnych protez częściowych wykonanych metodą selektywnego topienia laserowego. J Prosthet Dent. 2019;

56. Yadroitsev I, Yadroitsava I, Bertrand P, Smurov I. Analiza czynnikowa parametrów procesu selektywnego topienia laserowego i charakterystyki geometrycznej zsyntetyzowanych pojedynczych utworów. Rapid Prototyp J. 2012;18(3):201-8.

57. Yadroitsev I, Bertrand P, Smurov I. Analiza parametryczna procesu selektywnego topienia laserowego. Appl Surf Sci. 2007;253(19):8064-9.

58. Shiomi M, Osakada K, Nakamura K, Yamashita T, Abe F. Naprężenia szczątkowe w modelu metalicznym wykonane w procesie selektywnego topienia laserowego. CIRP Ann. 2004;53(1):195–8.

59. Zaeh MF, Branner G. Badania nad naprężeniami szczątkowymi i odkształceniami w selektywnym topieniu laserowym. Prod Eng. 2010;4(1):35-45.

60. Chen H, Yang X, Chen L, Wang Y, Sun Y. Zastosowanie technologii druku trójwymiarowego FDM w cyfrowej produkcji niestandardowych tacek żuchwowych edentulous. Sci Rep. 2016;6:19207.

61. Ponader S, Von Wilmowsky C, Widenmayer M, Lutz R, Heinl P,

Körner C, et al. In vivo performance of selective electron beam melted Ti-6Al-4V structures. J Biomed Mater Res część A. 2010;92(1):56-62.

62. Maeda Y, Minoura M, Tsutsumi S, Okada M, Nokubi T. System CAD/CAM do protez ruchomych. Część I: Wykonywanie protez całkowitych. Int J Prosthodont. 1994;7(1).

63. Kawahata N, Ono H, Nishi Y, Hamano T, Nagaoka E. Procedura powielania protez całkowitych za pomocą CAD/CAM. J Oral Rehabilitacja. 1997;24(7):540–8.

64. Sun Y, Lü P, Wang Y. Badanie CAD&RP dla ruchomych protez całkowitych. Metody obliczeniowe Programy Biomed. 2009;93(3):266–72.

65. Wimmer T, Gallus K, Eichberger M, Stawarczyk B. Wykonanie pełnej protezy wspomagane przez CAD/CAM. J Prosthet Dent. 2016;115(5):541–6.

66. Janeva N, Kovacevska G, Janev E, Cam CAD. Protezy całkowite wykonane w technologii CAD / CAM i tradycyjnej klinicznej metodzie zapisu. Open access Maced J Med Sci. 2017;5(6):785-9.

67. Tang W, Guo L, Long J, Wang H, Lin Y, Liu L, et al. Indywidualny projekt i szybkie prototypowanie w rekonstrukcji wad ściany orbitalnej. J oral Maxillofac Surg. 2010;68(3):562-70.

68. Cohen A, Laviv A, Berman P, Nashef R, Abu-Tair J. Rekonstrukcja żuchwy przy użyciu stereolitograficznej technologii trójwymiarowego modelowania druku. Oral Surgery, Oral Med Oral Pathol Endodontology Oral Radiol. 2009;108(5):661–6.

69. Singare S, Yaxiong L, Dichen L, Bingheng L, Sanhu H, Gang L. Wykonywanie niestandardowych protez szczękowo-twarzowych przy użyciu wspomaganego komputerowo projektowania i technik szybkiego prototypowania. Rapid Prototyp J. 2006;12(4):206-13.

70. Ciocca L, Bacci G, Mingucci R, Scotti R. CAD-CAM konstrukcja tymczasowej protezy nosa po operacji guza ablacyjnego nosa: opis przypadku pilotażowego. Eur J Cancer Care (Anglia). 2009;18(1):97–101.

71. Ciocca L, Fantini M, Marchetti C, Scotti R, Monaco C. Natychmiastowa rehabilitacja twarzy u chorych na raka przy użyciu CAD-

-CAM i technologii szybkiego prototypowania: badanie pilotażowe. Wspieranie opieki nad chorymi na raka. 2010;18(6):723–8.

72. Ciocca L, Scotti R. CAD-CAM wygenerował odlew ucha za pomocą skanera laserowego i maszyny do szybkiego prototypowania. J Prosthet Dent. 2004;92(6):591–5.

73. Feng Z, Dong Y, Zhao Y, Bai S, Zhou B, Bi Y, et al. Technika komputerowa do projektowania i produkcji realistycznych protez twarzy. Br J Oral Maxillofac Surg. 2010;48(2):105-9.

74. Turgut G, Sacak B, Kran K, Bas L. Zastosowanie szybkiego prototypowania w protezach auricularnych. J Craniofac Surg. 2009;20(2):321-5.

75. Mahmoud AAA, Wakabayashi N, Takahashi H. Przewidywanie trwałych deformacji w zatrzaskach odlewanych dla protez zębowych przy użyciu sprawdzonego nieliniowego modelu elementów skończonych. Dent Mater. 2007;23(3):317–24.

76. Olvera N, Jones JD. Alternatywy dla tradycyjnych protez całkowitych. Dent Clin. 2014;58(1):91–102.

77. Malara P, Dobrzański LB, Dobrzańska J. Computer-aided design and manufacturing of partial removable dentures. J. Achiev Mater Manuf Eng. 2015;73(2):157-64.

78. Davidowitz G, Kotick PG. Zastosowanie CAD/CAM w stomatologii. Dent Clin. 2011;55(3):559–70.

79. Lee JW, Park JM, Park EJ, Heo SJ, Koak JY, Kim SK. Dokładność cyfrowej demontowalnej protezy częściowej wykonanej poprzez odlewanie szybkiego prototypu: Badanie kliniczne. J Prosthet Dent [Internet]. 2017;118(4):468–74. Dostępne pod adresem: http://dx.doi.org/10.1016/j.prosdent.2016.12.007.

80. Johnson GH, Mancl LA, Schwedhelm ER, Verhoef DR, Lepe X. Próba kliniczna badająca skuteczność wycisków z polieteru i polisiloksanu winylu wykonanych na plastikowych tacach z pełną i podwójną marżą. J Prosthet Dent. 2010;103(1):13–22.

81. Christensen GJ. Czy wrażenia cyfrowe wyeliminują obecne

problemy z konwencjonalnymi wrażeniami. J Am Dent Assoc. 2008;139(6):761-3.

82. Flügge T V, Schlager S, Nelson K, Nahles S, Metzger MC. Precyzyjne wyciski cyfrowe wewnątrzustne za pomocą iTero oraz digitalizacja pozaustrojowa za pomocą iTero i skanera modelowego. Am J Orthod Dentofac Orthop. 2013;144(3):471–8.

83. Dehurtevent M, Robberecht L, Béhin P. Wpływ doświadczeń stomatologa z systemami natryskowymi stosowanymi w bezpośrednich wyciskach CAD/CAM. J Prosthet Dent. 2015;113(1):17–21.

84. Hayama H, Fueki K, Wadachi J, Wakabayashi N. Prawdziwość i precyzja cyfrowych odcisków uzyskanych za pomocą skanera wewnątrzustnego o różnej wielkości głowy w częściowo bezzębnej żuchwie. J Prosthodont Res. 2018;62:347-352.

85. Międzynarodowa organizacja normalizacyjna. ISO-5725-. Dokładność (prawdziwość i precyzja) metod pomiarowych i wyników - Część 1: Ogólne 8. 8. Zasady i definicje. Międzynarodowa Organizacja Normalizacyjna; 1994.

86. Ender A, Mehl A. Dokładność wycisków z pełnego łuku zębowego: nowa metoda pomiaru poprawności i precyzji. J Prosthet Dent. 2013;109(2):121–8.

87. Ender A, Mehl A. Pełne skany łukowe: konwencjonalne kontra cyfrowe impresje - badanie in-vitro. Int J Comput Dent. 2011;14(1):11–21.

88. Ender A, Mehl A. Ocena in-vitro dokładności konwencjonalnych i cyfrowych metod uzyskiwania pełnoskrzydłowych wycisków stomatologicznych. Quintessence Int (Berl). 2015;46(1).

89. Cho S-H, Schaefer O, Thompson GA, Guentsch A. Porównanie dokładności i odtwarzalności odlewów wykonanych metodami cyfrowymi i konwencjonalnymi. J Prosthet Dent. 2015;113(4):310–5.

90. Seelbach P, Brueckel C, Wöstmann B. Dokładność cyfrowych i konwencjonalnych technik wyciskania i przebiegu pracy. Clin Oral Investig. 2013;17(7):1759–64.

91. Güth J-F, Keul C, Stimmelmayr M, Beuer F, Edelhoff D.

Dokładność modeli cyfrowych uzyskanych poprzez bezpośrednie i pośrednie przechwytywanie danych. Clin Oral Investig. 2013;17(4):1201–8.

92. Tregerman I, Renne W, Kelly A, Wilson D. Ocena demontowalnych protez częściowych wykonanych przy użyciu 3 różnych technik. J Prosthet Dent. 2019;

93. Mansour M, Sanchez E, Machado C. Użycie odcisków cyfrowych do wykonania częściowo zdejmowanych protez zębowych: Raport kliniczny. J Prosthodont. 2016;25(6):495–7.

94. de Paula Silveira AC, Chaves SB, Hilgert LA, Ribeiro APD. Dopasowanie krańcowe i wewnętrzne koron kompozytowych i ceramicznych wykonanych z CAD-CAM skanowanych 2 kamerami wewnątrzustnymi. J Prosthet Dent. 2017;117(3):386–92.

95. Harb IE, Abdel-Khalek EA, Hegazy SA. CAD/CAM Constructed Poly (etheretherketone)(PEEK) Framework of Kennedy Class I Removable Partial Denture: Raport kliniczny. J Prosthodont. 2019;28(2):e595--e598.

96. Ye H, Ning J, Li M, Niu L, Yang J, Sun Y, et al. Wstępne zastosowanie kliniczne ruchomych częściowych ram protez zębowych wykonanych przy użyciu technik komputerowego wspomagania projektowania i szybkiego prototypowania. Int J Prosthodont [Internet]. 2017;30(4):348–53. Dostępne pod adresem: http://quintpub.com/journals/ijp/abstract.php?iss2_id=1466rticle_id=17460.

97. Arnold C, Hej J, Schweyen R, Setz JM. Dokładność zdejmowanych protez częściowych wykonanych w systemie CAD-CAM. J Prosthet Dent. 2018;119(4):586–92.

98. Williams RJ, Bibb R, Eggbeer D, Collis J. Zastosowanie technologii CAD/CAM do wykonania demontowalnej protezy częściowej. J Prosthet Dent. 2006;96(2):96–9.

99. Eggbeer D, Bibb R, Williams R. Wspierany komputerowo projekt i szybkie wykonanie prototypów ruchomych protez częściowych. Proc Inst Mech Eng Część H J Eng Med. 2005;219(3):195–202.

100. Williams RJ, Bibb R, Rafik T. Technika wytwarzania szablonów do

zdejmowanych protez częściowych przy użyciu odlewów cyfrowych i pomiarów elektronicznych. J Prosthet Dent. 2004;91(1):85–8.

101. Bibb RJ, Eggbeer D, Williams RJ, Woodward A. Próbny montaż zdejmowanego szkieletu protezy częściowej wykonany przy użyciu techniki komputerowego wspomagania projektowania i szybkiego prototypowania. Proc Inst Mech Eng Część H J Eng Med. 2006;220(7):793–7.

102. Han J, Wang Y, Lü P. Wstępny raport z projektowania ruchomych protez częściowych przy użyciu specjalnie opracowanego pakietu oprogramowania. Int J Prosthodont. 2010;23(4):370–5.

103. Bilgin MS, Baytaroğlu PL, Erdem A, Dilber E. Review Article A review of computer - aided design / computer - aided manufacture techniques for removable denture fabrication. Eur J Dent. 2016;10(2):286.

104. Zhou Y, Li N, Yan J, Zeng Q. Analiza porównawcza mikrostruktur i właściwości mechanicznych stopów stomatologicznych Co-Cr wytwarzanych różnymi metodami. J Prosthet Dent. 2018;120(4):617–23.

105. Tan F-B, Song J-L, Wang C, Fan Y-B, Dai H-W. Zapięcie tytanowe wykonane metodą selektywnego topienia laserowego, frezowania CNC i konwencjonalnego odlewania: badanie porównawcze in vitro. J Prosthodont Res. 2019;63(1):58-65.

106. Kajima Y, Takaichi A, Nakamoto T, Kimura T, Yogo Y, Ashida M, i in. Wytrzymałość zmęczeniowa zatrzasków ze stopu Co--Cr--Mo przygotowanych metodą selektywnego topienia laserowego. J Mech Behav Biomed Mater. 2016;59:446–58.

107. Xin XZ, Chen J, Xiang N, Gong Y, Wei B. Charakterystyka powierzchni i właściwości korozyjne selektywnego laserowo topionego stopu stomatologicznego Co--Cr po wypaleniu porcelany. Dent Mater. 2014;30(3):263–70.

108. Hedberg YS, Qian B, Shen Z, Virtanen S, Wallinder IO. Biokompatybilność in vitro stopów stomatologicznych CoCrMo wytwarzanych metodą selektywnego topienia laserowego. Dent Mater. 2014;30(5):525–34.

109. Williams RJ, Bibb R, Rafik T. Technika wytwarzania szablonów do

demontowalnych protez częściowych przy użyciu odlewów cyfrowych i pomiarów elektronicznych. J Prosthet Dent. 2004 styczeń;91(1):85-8.

110. Pulskamp FE. Porównanie dokładności odlewania stopów metali nieszlachetnych i złota. J Prosthet Dent. 1979;41(3):272–6.

111. Brudvik JS, Reimers D. Interfejs częściowej protezy usuwalnej z zębów. J Prosthet Dent. 1992;68(6):924–7.

112. Santler G, Kärcher H, Gaggl A, Kern R. Stereolitografia versus frezowane modele trójwymiarowe: porównanie metody produkcji, wskazanie i dokładność. Comput Aided Surg Off J Int Soc Comput Aided Surg. 1998;3(5):248-56.

113. Bidra AS, Taylor TD, Agar JR. Komputerowo wspomagana technologia wytwarzania protez całkowitych: systematyczny przegląd tła historycznego, stanu obecnego i perspektyw na przyszłość. J Prosthet Dent. 2013;109(6):361–6.

114. Persson A, Andersson M, Oden A, Sandborgh-Englund G. Trójwymiarowa ocena skanera laserowego i skanera z sondą dotykową. J Prosthet Dent. 2006;95(3):194–200.

115. OHKUBO C, SATO Y, NISHIYAMA Y, SUZUKI Y. Tytanowa proteza ruchoma oparta na koncepcji rehabilitacji jednego metalu. Dent Mater J [Internet]. 2017;36(5):517–23. Dostępne pod adresem: https://www.jstage.jst.go.jp/article/dmj/36/5/36_2017-137/_article.

116. Ohkubo C, Hanatani S, Hosoi T. Obecny status tytanowych protez ruchomych - przegląd literatury. J Oral Rehabil. 2008;35(9):706–14.

117. Bibb RJ, Eggbeer D, Williams RJ, Woodward A. Próbny montaż zdejmowanego szkieletu protezy częściowej wykonany przy użyciu techniki komputerowego wspomagania projektowania i szybkiego prototypowania. Proc Inst Mech Eng Część H J Eng Med. 2006;220(7):793–7.

118. Nakata T, Shimpo H, Ohkubo C. Produkcja zapięć z wykorzystaniem jednoprocesowego formowania poprzez wielokrotne spiekanie laserowe i szybkie frezowanie. J Prosthodont Res. 2017;61(3):276-82.

119. Schwitalla A, Müller W-D. Implanty stomatologiczne PEEK: przegląd literatury. J Implantol jamy ustnej. 2013;39(6):743–9.

120. Becker CM, Kaiser DA, Goldfogel MH. Ewolucja konstrukcji ruchomych protez częściowych. J Prosthodont. 1994;3(3):158–66.

121. Ohkubo C, Yatabe M, Arita M. Obecny stan i problemy kliniczne niemetalowych protez zapinanych - może stać się jednym z wyborów w rehabilitacji protetycznej. Ann Jpn Prosthodont Soc. 2012;4:63-4.

122. Wiesli MG, Özcan M. Polimery wysokowydajne i ich potencjalne zastosowanie jako materiałów do implantacji medycznych i doustnych: przegląd. Implant Dent. 2015;24(4):448–57.

123. Narowska-Sobieraj A, Myszka D. Porównanie niektórych właściwości wybranych stopów Co-Cr stosowanych w protetyce stomatologicznej. J Manuf Technol. 2017;42(3):25–32.

124. Fusayama T. Czynniki i technika odlewania precyzyjnego Część I. J Prosthet Dent. 1959;9(3):468–85.

125. Fusayama T. Czynniki i technika odlewania precyzyjnego część II. J Prosthet Dent. 1959;9(3):486–97.

126. Mahmoud A, Wakabayashi N, Takahashi H, Ohyama T. Zmęczenie ugięcia zapięć Ti-6Al-7Nb, Co-Cr i odlewów ze stopu złota. J Prosthet Dent. 2005;93(2):183–8.

127. Bridgemana JT, Marker VA, Hummel SK, Benson BW, Pace LL. Porównanie tytanowych i kobaltowo-chromowych zapięć częściowych do protez ruchomych. J Prosthet Dent. 1997;78(2):187–93.

128. Baltag I, Watanabe K, Miyakawa O. Porowatość wewnętrzna tytanowych protez ruchomych częściowych: wpływ kierunku i średnicy świerku na porowatość w uproszczonych zatrzaskach obwodowych. Dent Mater. 2005;21(6):530–7.

129. Campbell SD, Cooper L, Craddock H, Hyde TP, Nattress B, Pavitt SH, et al. Zdejmowane protezy częściowe: Kliniczna potrzeba innowacji. J Prosthet Dent. 2017;118(3):273–80.

130. Kobayashi E, Wang TJ, Doi H, Yoneyama T, Hamanaka H. Właściwości mechaniczne i odporność na korozję odlewów

stomatologicznych ze stopu Ti--6Al--7Nb. J Mater Sci Mater Med. 1998;9(10):567–74.

131. Wang RR, Fenton A. Tytan do zastosowań protetycznych: przegląd literatury. Quintessence Int (Berlin, Ger 1985). 1996;27(6):401–8.

132. Zhang Z, Tamaki Y, Hotta Y, Miyazaki T. Nowatorska metoda odlewania koron tytanowych przy użyciu kombinacji wzorów woskowych wykonanych przy użyciu systemu CAD/CAM i nierozbudowanej inwestycji. Dent Mater. 2006;22(7):681–7.

133. Witkowski S, Komine F, Gerds T. Marginalna dokładność tytanowych pokryć wykonanych techniką odlewania i CAD/CAM. J Prosthet Dent. 2006;96(1):47–52.

134. Schwitalla AD, Spintig T, Kallage I, Müller W. Elastyczność materiałów PEEK do zastosowań stomatologicznych. Dent Mater [Internet]. 2015; Dostępne pod adresem: http://dx.doi.org/10.1016/j.dental.2015.08.151.

135. Keltjens H, Mulder J, Käyser AF, Creugers NHJ. Dopasowanie utrzymywaczy bezpośrednich w protezach ruchomych częściowych po 8 latach użytkowania. J Oral Rehabilitacja jamy ustnej. 1997;24(2):138–42.

136. Fueki K, Ohkubo C, Yatabe M, Arakawa I, Arita M, Ino S, et al. Kliniczne zastosowanie ruchomych protez częściowych przy użyciu żywicy termoplastycznej. Część II: Właściwości materiałowe i cechy kliniczne niemetalowych protez zaciskowych. J Prosthodont Res. 2014;58(2):71-84.

137. Bhola R, Bhola SM, Liang H, Mishra B. Biokompatybilne polimery protez zębowych - przegląd. Trendy Biomater Artif Organ. 2010;23(3):129–36.

138. Fueki K, Ohkubo C, Yatabe M, Arakawa I, Arita M, Ino S, et al. Kliniczne zastosowanie ruchomych protez częściowych przy użyciu żywicy termoplastycznej - część I: Definicja i wskazanie protez zębowych z zapięciem niemetalowym. J Prosthodont Res. 2014;58(1):3-10.

139. Alla R, Swamy R, Vyas R, Konakanchi A. Konwencjonalne i współczesne polimery do produkcji protez zębowych: część I - przegląd, skład i właściwości. Int J Appl Dent Sci. 2015;1:82-9.

140. Takabayashi Y. Charakterystyka żywic termoplastycznych do protez zębowych niemetalowych zapinanych. Dent Mater J. 2010;29(4):353-61.

141. Hishimoto M, Katou Y, Akita Y, Murakami Y, Iida S. Właściwości fizyczne kopolimeru poliestrowego do materiałów protez zębowych. J Nippon Acad Dent Technol. 2008;29(4):196.

142. Takahashi H. Podstawowe właściwości żywicy termoplastycznej dla materiałów bazowych protez zębowych określane jako "protezy bez zapięcia". JJ Dent Mater. 2009;28:161–7.

143. Zoidis P, Papathanasiou I, Polyzois G. Zastosowanie zmodyfikowanego polieterowo-eterowo-ketonu (PEEK) jako alternatywnego materiału ramowego do demontowalnych protez dentystycznych. A Clinical Report. J Prosthodont. 2016;25(7):580–4.

144. CSakar O. Esthetic Solutions for Removable Partial Dentures. W: Zdejmowane protezy częściowe. Springer; 2016. s. 123-34.

145. Sano M. Właściwości polimerów termoplastycznych stosowanych w protezach niezamykowych. J Jpn Soc Dent Prod. 2009;23:28-34.

146. Hill EE, Rubel B, Smith JB. Elastyczne zdejmowane protezy częściowe: przegląd podstawowy. Gen Dent. 2014;62(2):32–6.

147. ZALAZNIK M, KALIN M, NOVAK S. Wpływ temperatury przetwarzania na właściwości tribologiczne i mechaniczne polimeru polieteroeter-eter-keton (PEEK). Tribol Int. 2016;94:92-7.

148. Skinner HB. Technologia kompozytowa do całkowitej artroplastyki bioder. Clin Orthop Relat Res. 1988;235:224-36.

149. Kurtz SM, Devine JN. Biomateriały PEEK w urazowych, ortopedycznych i kręgowych implantach. Biomateriały. 2007;28(32):4845–69.

150. Stawarczyk B, Ender A, Trottmann A, Özcan M, Fischer J, Hämmerle CHF. Nośność frezowanych polimerowych trójjednostkowych protez stałych CAD/CAM: efekt starzenia się protez. Clin Oral Investig. 2012;16(6):1669–77.

151. Alt V, Hannig M, Wöstmann B, Balkenhol M. Wytrzymałość na złamanie tymczasowych stałych protez częściowych: CAD/CAM w

porównaniu z bezpośrednio wykonanymi uzupełnieniami. Dent Mater. 2011;27(4):339–47.

152. Cabratosa-Termes JO-MMF-LJC-BJ. Polieterketherketon (PEEK) jako materiał medyczny i stomatologiczny. Przegląd literatury. Med Res Arch. 2017;5(5).

153. BANORIYA D, PUROHI R, DWIVEDI RK. Zaawansowane zastosowanie biomateriałów na bazie polimerów. Kurtz S, redaktor. Mater Today Proc. 2017;4(2):3534-41.

154. Nakahara I, Takao M, Bandoh S, Bertollo N, Walsh WR, Sugano N. Mocowanie implantów in vivo protez biodrowych PEEK wzmocnionych włóknem węglowym w modelu owczym. J Orthop Res. 2013;31(3):485-92.

155. Devine DM, Hahn J, Richards RG, Gruner H, Wieling R, Pearce SG. Coating of carbon fiber-reinforced polyetheretherketone implants with titanium to improve bone apposition. J Biomed Mater Res część B Appl Biomater. 2013;101(4):591–8.

156. Lee W-T, Koak J-Y, Lim Y-J, Kim S-K, Kwon H-B, Kim M-J. Osłony przeciążeń i granice zmęczenia polieterowo-eter-ketonowych implantów stomatologicznych. J Biomed Mater Res część B Appl Biomater. 2012;100(4):1044–52.

157. Ha S-W, Kirch M, Birchler F, Eckert K-L, Mayer J, Wintermantel E, et al. Aktywacja powierzchniowa polieteroeteroketonu (PEEK) i tworzenie powłok fosforanu wapnia przez wytrącanie. J Mater Sci Mater Med. 1997;8(11):683–90.

158. Zoidis P. Podejście do leczenia zmodyfikowanym polieteroeteroketonem all-on-4: Raport kliniczny. J Prosthet Dent. 2018;119(4):516–21.

159. Wang H, Xu M, Zhang W, Kwok DTK, Jiang J, Wu Z, et al. Charakterystyka mechaniczna i biologiczna poliketonu arylowo-eterkowo-eterowego z powłoką diamentową. Biomateriały. 2010;31(32):8181–7.

160. Huang RYM, Shao P, Burns CM, Feng X. Sulfonowanie poli (ketonu eterycznego)(PEEK): badanie kinetyczne i charakterystyka. J Appl Polym Sci. 2001;82(11):2651-60.

161. Nieminen T, Kallela I, Wuolijoki E, Kainulainen H, Hiidenheimo I, Rantala I. Amorficzny i krystaliczny polieteroeteroketon: Właściwości mechaniczne i reakcje tkankowe podczas 3-letniej obserwacji. J Biomed Mater Res część A. 2008;84(2):377-83.

162. Skirbutis G, Dzingutė A, Masiliūnaitė V, Šulcaitė G, Žilinskas J. Przegląd właściwości polimeru PEEK i jego zastosowania w protetyce. Stomatologija [Internet]. 2017;19(1):19–23. Dostępny na stronie: http://search.ebscohost.com/login.aspx?direct=trueb=cmedmN=29243680i te=ehost-live.

163. Staniland PA, Wilde CJ, Bottino FA, Di Pasquale G, Pollicino A, Recca A. Synteza, charakterystyka i badanie właściwości termicznych nowych polarylenowych eterów. Polimer (Guildf). 1992;33(9):1976–81.

164. RAY BC, RATHORE D. D. Badania trwałości i integralności klimatyzowanych środowiskowo interfejsów w włóknistych kompozytach polimerowych: Koncepcje i uwagi krytyczne. Adv Colloid Interface Sci. 1992;33(9):1976-81.

165. Panayotov IV, Orti V, Cuisinier F, Yachouh J. Polyetheretherketone (PEEK) do zastosowań medycznych. Vol. 27, Journal of Materials Science: Materiały w medycynie. 2016.

166. Pacurar M, Bechir ES, Suciu M, Bechir A, Biris CI, Mola FC, et al. The Benefits of Polyether-Ether-Ketone Polymers in Partial Edentulous Patients. Mater Plast. 2016;53(4):657–60.

167. Zok FW, Miserez A. Mapy własności dla odporności materiałów na ścieranie. Acta Mater. 2007;55(18):6365–71.

168. Deng Y, Zhou P, Liu X, Wang L, Xiong X, Tang Z, et al. Przygotowanie, charakterystyka, odpowiedź komórkowa i osseointegracja in vivo polieteroeteroketonu/nano-hydroksyapatytu/włókna węglowego trójskładnikowego biokompozytu. Koloidy Powierzchnie B Biointerfejsy. 2015;136:64–73.

169. Rabiei A, Sandukas S. Przetwarzanie i ocena powłok bioaktywnych na implantach polimerowych. J Biomed Mater Res część A. 2013;101(9):2621-9.

170. Barkarmo S, Wennerberg A, Hoffman M, Kjellin P, Breding K,

Handa P, i in. Implanty PEEK z powłoką nano-hydroksyapatytową: Badanie pilotażowe w kości królika. J Biomed Mater Res część A. 2013;101(2):465-71.

171. Suska F, Omar O, Emanuelsson L, Taylor M, Gruner P, Kinbrum A, et al. Enhancement of CRF-PEEK osseointegration by plasma-spraying hydroxyapatite: a rabbit model. J Biomater Appl. 2014;29(2):234-42.

172. Poulsson AHC, Eglin D, Zeiter S, Camenisch K, Sprecher C, Agarwal Y, et al. Osseointegration of machined, injection moulded and oxygen plasma modified PEEK implants in a sheep model. Biomateriały. 2014;35(12):3717–28.

173. Wang L, He S, Wu X, Liang S, Mu Z, Wei J i in. Kompozyt polieteroterketon/nano-fluorohydroksyapatyt o aktywności przeciwdrobnoustrojowej i właściwościach osseointegracyjnych. Biomateriały. 2014;35(25):6758–75.

174. Randolph SJ, Fowlkes JD, Rack PD. Skupione, nanoskalowe osadzanie i trawienie wiązką elektronów. Crit Rev solid state Mater Sci. 2006;31(3):55-89.

175. Han C-M, Lee E-J, Kim H-E, Koh Y-H, Kim KN, Ha Y, et al. Osadzanie wiązki elektronów tytanu na polieteroeteroketonie (PEEK) i wynikające z tego wzmocnione właściwości biologiczne. Biomateriały. 2010;31(13):3465–70.

176. Wildemann B, Bamdad P, Holmer C, Haas NP, Raschke M, Schmidmaier G. Lokalna dostawa czynników wzrostu z płyt tytanowych powlekanych zwiększa gojenie się osteotomii u szczurów. Kość. 2004;34(5):862–8.

177. Mantese J V, Brown IG, Cheung NW, Collins GA. Implantacja jonów metodą plazmowo-immersionową. Pani Bull. 1996;21(8):52–6.

178. Lu T, Liu X, Qian S, Cao H, Qiao Y, Mei Y, et al. wielopoziomowa inżynieria powierzchniowa nanostrukturalnego TiO2 na polieteroeteroeteroketonie wzmocnionym włóknem węglowym. Biomateriały. 2014;35(22):5731–40.

179. Zhao Y, Wong HM, Wang W, Li P, Xu Z, Chong EYW, et al. Cytokompatybilność, osseointegracja i bioaktywność trójwymiarowej

porowatej i nanostrukturalnej sieci na polieteroeteroketonie. Biomateriały. 2013;34(37):9264–77.

180. Koch FP, Weng D, Krämer S, Biesterfeld S, Jahn-Eimermacher A, Wagner W. Osseointegracja jednoczęściowych implantów cyrkonowych w porównaniu z tytanowym implantem o identycznej konstrukcji: badanie histomorfometryczne u psa. Kliniczne implanty ustne Res. 2010;21(3):350-6.

181. Green S, Schlegel J. Biomateriał polaryloketonowy do zastosowań w implantach medycznych. Polym Med Ind Proc, Bruksela. 2001;14–5.

182. Haleem A, Javaid M. Polieterowy keton eteryczny (PEEK) i jego produkcja elementów stomatologicznych z nadrukiem 3D z wykorzystaniem produkcji dodatków. Clin Epidemiol Glob Heal. 2019;

183. Mounir M, Atef M, Abou-Elfetouh A, Hakam MM. Titanium and polyether ether ketone (PEEK) patient-specific sub-periosteal implants: Dwa nowe podejścia do rehabilitacji ciężko zanikłego przedniego grzbietu szczęki. Int J Oral Maxillofac Surg. 2018;47(5):658-64.

184. Tetelman ED, Babbush CA. Nowy zaczep przejściowy dla natychmiastowej estetyki i funkcji. Implant Dent. 2008;17(1):51–8.

185. Koutouzis T, Richardson J, Lundgren T. Porównanie odpowiedzi tkanek miękkich i twardych na tytan i polimerowe łączniki gojące. J. Implantol jamy ustnej. 2011;37(sp1):174-82.

186. Hahnel S, Wieser A, Lang R, Rosentritt M. Tworzenie biofilmu na powierzchni nowoczesnych materiałów łącznika implantu. Clin Oral Implants Res. 2015;26(11):1297-301.

187. Neumann EAF, Villar CC, França FMG. Odporność na pęknięcia śrub mocujących wykonanych z tytanu, polieterketketonu i polieterketonu wzmacnianego włóknem węglowym. Braz Oral Res. 2014;28(1):1-5.

188. El Mekawy N, Sayed Gad E. Retentive Force and Surface Roughness of Partial Removable Frameworks Fabricated from Conventional Chrome-Cobalt And CAD / CAM Modified Poly-Ether-Ether-Ketone Materials (Within-Subject Evaluation). Egypt Dent J. 2016;62:5055:5062.

189. Najeeb S, Zafar MS, Khurshid Z, Siddiqui F. Zastosowania

polieteroterketketonu (PEEK) w implantologii i protetyce jamy ustnej. J Prosthodont Res. 2016;60(1):12-9.

190. Maryod Waleed Hamed TER. Impact of Milled Peek Versus Conventional Metallic Removable Partial Denture Frameworks on the Abutment Teeth in Distal Extension Bases . A Randomized Clinical Trial. Int J Dent Oral Heal. 2019;5(3):20–6.

191. Nandita Sorte. VB i CH. POLIETER-ETER-KETON (PEEK): A REVIEW. Int J Recent Sci Res [Internet]. 2017;8(8):1005–19008. Dostępne pod adresem: http://www.recentscientific.com/sites/default/files/Download_266.pdf.

192. Costa-Palau S, Torrents-Nicolas J, Brufau-de Barbera M, Cabratosa-Termes J. Zastosowanie polieteroterketonu w produkcji protez zasuwy szczękowej: raport kliniczny. J Prosthet Dent. 2014;112(3):680–2.

193. Berrone M, Aldiano C, Pentenero M, Berrone S. Korekta asymetrii żuchwy po rekonstrukcji kości strzałkowej za pomocą wykonanego na zamówienie polieteroterketherketonu (PEEK) po wszczepieniu wspomaganego rehabilitacji okluzyjnej | Korekta asimmetrii żuchwy a seguito di ricostruzione con fibula mediante pr. Acta Otorhinolaryngol Ital. 2015;35(4):285–8.

194. Martin RB, Ishida J. Względny wpływ orientacji włókien kolagenowych, porowatości, gęstości i mineralizacji na wytrzymałość kości. J Biomech. 1989;22(5):419–26.

195. Sano H, Ciucchi B, Matthews WG, Pashley DH. Tensile properties of mineralized and demineralized human and bovine dentin. J Dent Res. 1994;73(6):1205-11.

196. Sandler J, Werner P, Shaffer MSP, Demchuk V, Altstädt V, Windle AH. Kompozyty poli (keton eteryczny) wzmacniane włóknem węglowym i nanofibrą. Kompozyty z części A Appl Sci Manuf. 2002;33(8):1033-9.

197. Cavalli V, Giannini M, Carvalho RM. Effect of carbamide peroxide bleaching agents on tensile strength of human em emalel. Dent Mater. 2004;20(8):733–9.

198. Schmidlin PR, Stawarczyk B, Wieland M, Attin T, Hämmerle CHF, Fischer J. Wpływ różnych rodzajów obróbki wstępnej powierzchni i

materiałów mocujących na wytrzymałość na ścinanie PEEK. Dent Mater. 2010;26(6):553–9.

199. Keul C, Liebermann A, Schmidlin PR, Roos M, Sener B, Stawarczyk B. Wpływ modyfikacji powierzchni PEEK na właściwości powierzchni i wytrzymałość wiązania na kompozyty żywic fornirujących. J Adhes Dent. 2014;16(4).

200. Hahnel S, Scherl C, Rosentritt M. Tymczasowa rehabilitacja pionowego wymiaru zgryzu za pomocą wyjmowanych protez dentystycznych o podwójnej koronie z podbudową polieteroterketonową. J Prosthet Dent. 2018;119(3):315–8.

201. Uhrenbacher J, Schmidlin PR, Keul C, Eichberger M, Roos M, Gernet W i in. Wpływ modyfikacji powierzchni na wytrzymałość retencyjną koron polieteroeteroketonowych przyklejonych do łączników zębinowych. J Prosthet Dent. 2014;112(6):1489–97.

202. Stawarczyk B, Eichberger M, Uhrenbacher J, Wimmer T, Edelhoff D, Schmidlin PR. Trzyczęściowy kompozyt polieteroeteroketonowy wzmocniony FDPs: wpływ metody wytwarzania na nośność i rodzaje uszkodzeń. Dent Mater J. 2015;34(1):7-12.

203. Beuer F, Steff B, Naumann M, Sorensen JA. Nośność pełnoceramicznych trójjednostkowych stałych protez częściowych o różnej konstrukcji wspomaganej komputerowo (CAD)/wspomaganej komputerowo (CAM) wykonanych z materiałów szkieletowych. Eur J Oral Sci. 2008;116(4):381-6.

204. Kolbeck C, Behr M, Rosentritt M, Handel G. Siła złamania stałych protez częściowych pełnoceramicznych z zastosowaniem tytanowych i niestandardowych łączników do implantów cyrkonowych. Kliniczne implanty ustne Res. 2008;19(10):1049-53.

205. Maekawa M, Kanno Z, Wada T, Hongo T, Doi H, Hanawa T i in. Właściwości mechaniczne drutów ortodontycznych wykonanych z superinżynieryjnych tworzyw sztucznych. Dent Mater J. 2015;2014-202.

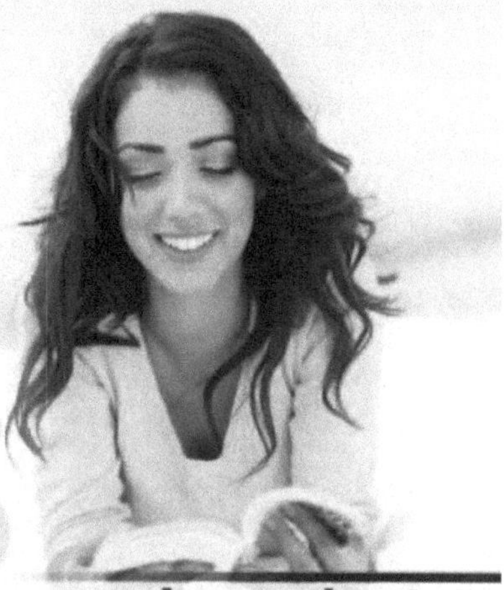

FSC
www.fsc.org
MIX
Papier | Fördert
gute Waldnutzung
FSC® C083411

Kolibri 360 GmbH
Ferdinand-Jühlke-Straße 7
99095 Erfurt, Deutschland
produktsicherheit@kolibri360.de

Druck:
CPI Druckdienstleistungen GmbH
im Auftrag der
Kolibri 360 GmbH
Ferdinand-Jühlke-Str. 7
99095 Erfurt